Der Body-Mass-Index (BMI)

Das Körpergewicht wird heute anhand des Body-Mass-Index (BMI) bewertet. Der Wert errechnet sich aus dem Körpergewicht und der Körpergröße.

$$\text{BMI} = \frac{\text{Körpergewicht}}{(\text{Größe})^2}$$

$$\text{Beispiel: BMI} = \frac{75\ \text{kg}}{(1{,}70)^2} = 26$$

Bewertung des Body-Mass-Index (BMI)

BMI	Beurteilung	Prozentualer Anteil in der Bevölkerung
< 18,5	Untergewicht	2,4 %
18,5 – 24,9	Normalgewicht	49,8 %
25 – 29,9	Übergewicht Grad I (moderates Übergewicht)	36,2 %
> 30	Übergewicht Grad II (schweres Übergewicht oder Adipositas)	11,5 %

Quelle: Schlieper, CA: Grundfragen der Ernährung. Hamburg 2000.

Der Autor

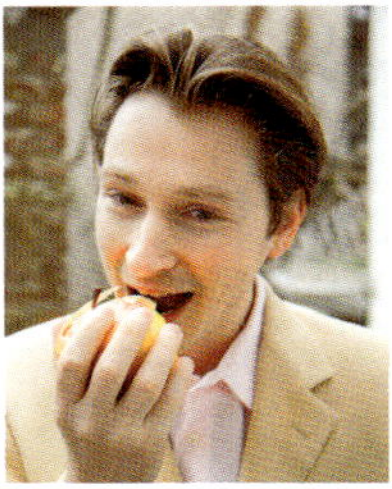

Sven-David Müller, M.Sc. war zehn Jahre als Diätassistent und Diabetesberater an der Universitätsklinik Aachen beschäftigt. Er hat sich auf die diätetische Behandlung von chronischen Erkrankungen wie Rheuma spezialisiert. Heute leitet er das Zentrum und die Praxis für Ernährungskommunikation, Diätberatung und Gesundheitspublizistik (ZEK) in Berlin. Durch seine Bücher, Vorträge und Seminare sowie Auftritte in den Medien ist Sven-David Müller als Diät- und Ernährungsexperte im deutschsprachigen Raum und auch darüber hinaus bekannt. Er ist erster Vorsitzender des Deutschen Kompetenzzentrums Gesundheitsförderung und Diätetik e.V. (www.dkgd.de) und wurde 2005 für seinen ehrenamtlichen Einsatz in der Ernährungsaufklärung mit dem Bundesverdienstkreuz ausgezeichnet. Sven-David Müller hat das Konzept der Ernährungsampeln entwickelt.

Sven-David Müller

Rheuma-Ampel

Auf einen Blick:
Anti-Entzündungs-Faktor und wichtige Fettsäuren von über 2600 Lebensmitteln

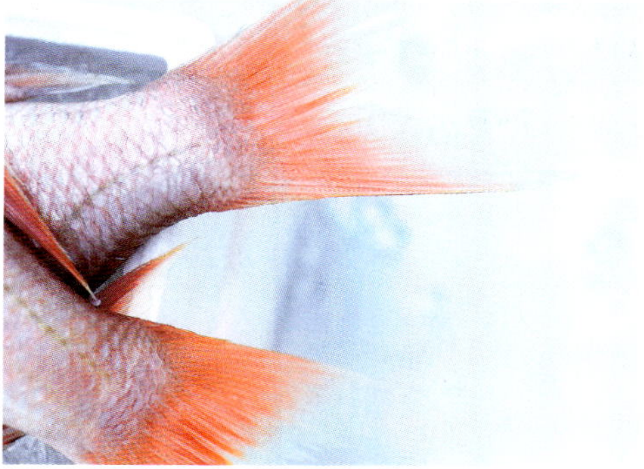

TRIAS

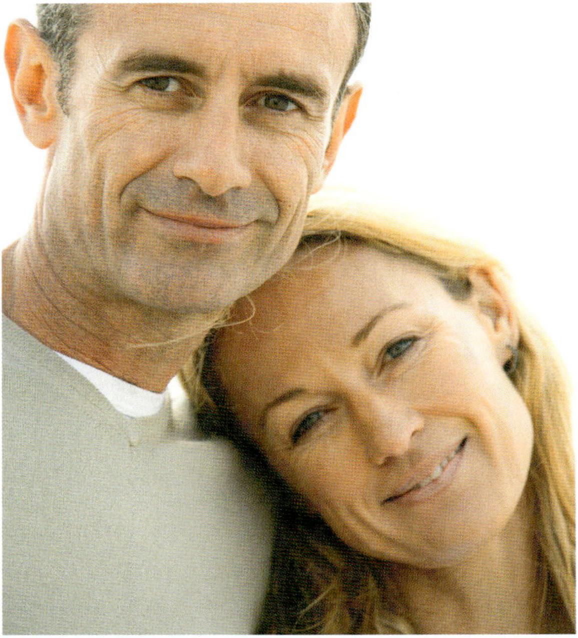

So nutzen Sie die Tabelle richtig

Die Rheuma-Ampel gibt Ihnen den Überblick über 2600 Lebensmittel, Speisen und Fertigprodukte. Die Tabelle ist für Menschen hilfreich, die unter Hyperurikämie und Gicht sowie Erkrankungen des rheumatischen Formenkreises leiden.

Von diesen Lebensmitteln sollten Sie nur wenig zu sich nehmen. Sie haben einen hohen Puringehalt.

Diese Lebensmittel sind neutral zu bewerten. Sie dürfen regelmäßig auf Ihrem Speiseplan stehen.

Hier können Sie unbeschwert zugreifen! Diese Lebensmittel sind generell unbedenklich und enthalten wenig Arachidonsäure.

Folgende Abkürzungen werden in den Tabellen verwendet:

Abkürzungen

Anti-Entz.-Faktor	Anti-Entzündungs-Faktor
Arachidons.	Arachidonsäure
F. i. Tr.	Fettgehalt in der Trockenmasse
g	Gramm
fe.	fett
glutenfr.	glutenfrei
i. D.	im Durchschnitt
kcal	Kilokalorien
ma	mager
mf.	mittelfett
netto	Inhalt von Konserven nach dem Abtropfen
Omega-3-FS	Omega-3-Fettsäuren
TK	tiefgekühlt

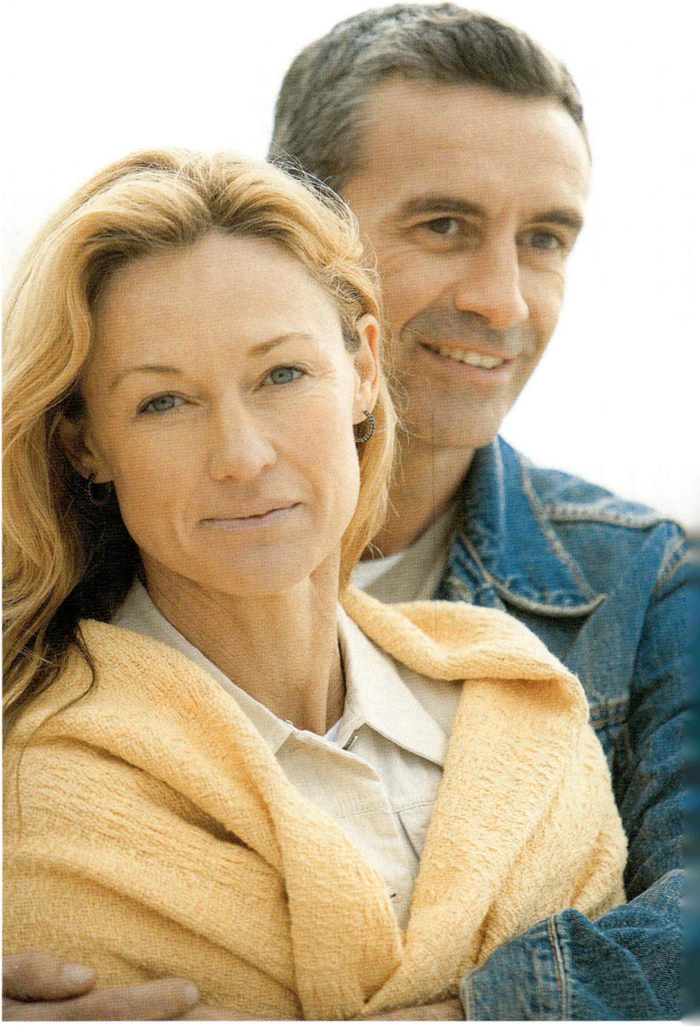

Liebe Leserinnen und Leser,

unsere Lebensmittel sind Mischungen aus unzähligen Inhaltsstoffen, die alle eine mehr oder weniger ausgeprägte Wirkung auf unseren Körper haben. Fehlen einzelne Stoffe, kann das komplizierte Regelwerk des menschlichen Organismus nicht mehr einwandfrei funktionieren. Ein Zuviel oder Zuwenig einzelner Inhaltsstoffe kann zu Krankheiten führen oder sie verstärken – es kann aber auch zur Heilung und Behandlung beitragen. Wissenschaftliche Studien und Untersuchungen beweisen eindeutig, dass es eine Rheumadiät gibt und dass die Einhaltung von ernährungstherapeutischen Maßnahmen die Symptome der rheumatoiden Arthritis vermindert. In meinem Zentrum und der Praxis für Ernährungskommunikation, Diätberatung und Gesundheitspublizistik (ZEK) berate ich regelmäßig Menschen, die unter Rheuma leiden, und durch die Ernährungstherapie nehmen die Schmerzen ab und die Beweglichkeit verbessert sich. Gleiche Effekte hatte ich schon in der Diätsprechstunde an der Universitätsklinik Aachen.

Das von mir entwickelte Ampel-Konzept zeigt Menschen, die unter Rheuma leiden, eine einfache Möglichkeit, die Ernährung zur Therapie zu nutzen. Wenn Ihnen Ihr Arzt mitgeteilt hat, dass es keine Rheumadiät gibt, liegt er falsch! Die moderne Ernährungswissenschaft und Ernährungsmedizin konnte in einer Vielzahl von Studien nachweisen, dass die Ernährung einen bedeutenden Faktor in der Rheumatherapie darstellt. Schon Hippokrates wusste um die Effekte der Ernährung und setzte bei Rheumapatienten auf diätetische Maßnahmen. »Lasst eure Nahrungsmittel eure Heilmittel sein und eure Heilmittel eure Nahrungsmittel!«, sagte der griechische Arzt Hippokrates vor über 2400 Jahren.

In den letzten Jahrzehnten jedoch wurde in den Industrienationen ein stetiger Anstieg chronischer nicht übertragbarer ernährungs(mit)bedingter Krankheiten festgestellt. Auch Erkrankungen des rheumatischen Formenkreises können durch diätetische Maßnahmen therapiert werden. Die Ernährung ist für die Aufrechterhaltung bzw. Wiederherstellung der Funktionen des menschlichen Organismus unerlässlich. Bei einer Vielzahl von Erkrankungen spielt die Ernährungsweise eine wichtige Rolle in der Erkrankungsentstehung und/oder der Erkrankungsbehandlung. Das trifft auch auf entzündliche rheumatische Erkrankungen zu. Bei den entzündlichen Erkrankungen des rheumatischen Formenkreises kommt der Ernährungstherapie eine immer größer werdende Bedeutung zu. Eine arachidonsäurearme Kost, die reichlich Omega-3-Fettsäuren aus Fischölen enthält, wirkt ebenso wie der Mineralstoff Zink und das Vitamin E antientzündlich und ist damit ein wichtiger Bestandteil einer effektiven Rheumatherapie. Sebasian Kneipp, der auch der Ernährungstherapie bei Rheuma sehr zugewandt war, sagte einmal: »Der Rheumatismus ist wahrlich der ewige Judas unter den Krankheiten.«

Aus dem breiten Lebensmittel- und Produktangebot in den Supermärkten die richtige Auswahl zu treffen fällt bei Erkrankungen, die eine diätetische Therapie erforderlich machen, noch schwerer als ohnehin schon. Die Rheuma-Ampel setzt hier Signale. Durch Gestaltung nach dem Ampel-Prinzip zeigt sie dem Nutzer, ob Lebensmittel und Speisen besonders empfehlenswert, akzeptabel oder kaum empfehlenswert für ihn sind. Eine diätetische Therapie kann bei Rheuma die medikamentöse Therapie nicht ablösen – aber sinnvoll ergänzen. Um einen Überblick über Ihr Essverhalten zu erlangen, sollten Sie über einige Tage aufschreiben, was Sie essen und trinken. Danach können Sie mit dieser Ampel genau bewerten, was besonders gut ist und was Sie ändern können. Führen Sie also regelmäßig ein Ernährungsprotokoll. Ernährung nach dem Ampel-Prinzip macht eine sinnvolle Ernährungsumstellung ganz einfach. Nutzen Sie die Möglichkeit, die Therapie Ihrer Erkrankung selbst mit in die Hand zu nehmen – die Rheuma-Ampel mit ihrem handlichen Format kann dabei Ihr ständiger Begleiter sein. Beachten Sie, dass eine Rheumadiät nicht so rasch ihre Wirkung entfalten kann wie bestimmte Rheumamedikamente. Es ist wichtig, dass Sie sich dauerhaft rheumagerecht ernähren. Es kann einige Zeit dauern, bis es zu einem Nachlassen der Schmerzen und der Gelenksteifigkeit kommt. In vielen Fällen können nach einiger Zeit sogar die Medikamente reduziert werden. Geben Sie sich und Ihrem Körper mindestens 6 Wochen Zeit. Ich wünsche Ihnen, dass Sie von meiner Rheuma-Ampel profitieren und Ihr Krankheitsverlauf eine positive Wendung nimmt! Als Diabetiker weiß ich, wie wichtig die Ernährung ist, und habe ein alltagstaugliches Konzept für Sie und meine Patienten entwickelt. Ich freue mich, wenn Sie mir Anregungen, Kritik oder Fragen zusenden. Damit geben Sie mir die Möglichkeit, bei den nächsten Auflagen noch intensiver auf Ihre Belange einzugehen.

Mit freundlichen Grüßen

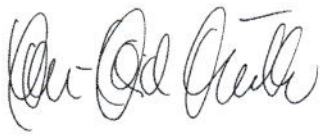

Sven-David Müller, M.Sc.
Master of Science in Applied Nutritional Medicine (Angewandte Ernährungsmedizin)
Staatlich anerkannter Diätassistent und Diabetesberater der Deutschen Diabetes Gesellschaft

Rheumatische Erkrankungen

Krankheiten des Bewegungsapparates – entzündlicher wie auch degenerativer Natur – stellen für die ärztliche Praxis 10 bis 15 Prozent der zu versorgenden Patienten dar. Dabei wird der Anteil der entzündlichen-rheumatologischen Erkrankungen – Rheumatoide Arthritis – in der Bundesrepublik Deutschland mit rund 2,5 bis 3 Prozent der Bevölkerung veranschlagt.

Diese Zahlen verdeutlichen nicht nur die Notwendigkeit einer aktuellen Information für Betroffene und Interessierte über die Vorbeugung, Diagnostik und Therapie der entzündlichen sowie degenerativen Erkrankungen des Bewegungsapparates, sondern widerspiegeln ebenso die gesundheitspolitische Relevanz dieser Krankheitsgruppe. Definiert man die rheumatischen Erkrankungen als Zustände, die mit Schmerzen und Funktionseinschränkungen am Bewegungsapparat einhergehen, so sind Krankheiten der peripheren Gelenke von denen des Stammskeletts sowie der Weichteile abzugrenzen. Menschen, die unter rheumatoider Arthritis leiden (in Deutschland sind dies mindestens 800 000), profitieren von einer entzündungshemmenden Ernährungstherapie, wie sie in diesem Buch beschrieben wird. Diese Kost ist arm an entzündungsförderlicher Arachidonsäure und reich an Omega-3-Fettsäuren, die entzündliche Reaktionen herabsetzen.

Degenerative Gelenkerkrankungen (Arthrosen) sind durch einen vom Knorpel ausgehenden, fortschreitenden Zerstörungsprozess gekennzeichnet. In der Ernährungstherapie profitieren Arthrosebetroffene von einer gesunden, ausgewogenen Kost, die Übergewicht abbaut oder vermeidet. Im Übrigen profitieren die Arthrotiker angesichts der Häufigkeit und pathogenetischen Bedeutung entzündlicher Komplikationen (arthrtitifizierter Arthrose) von einer Kostgestaltung nach gleichen Gesichtspunkten wie bei rheumatoider Arthritis.

Rheuma – eine Volkskrankheit

Das Wort Rheuma kommt aus dem Griechischen und bedeutet »ziehender, reißender Schmerz«. Mit Rheuma bezeichnet der Rheumatologe (Facharzt für diese Erkrankung) ganz allgemein Beschwerden und Krankheiten am Stütz- und Bewegungsapparat und den Weichteilen mit fließenden, reißenden und ziehenden Schmerzen. Diese gehen oftmals mit funktioneller Einschränkung einher. Man unterscheidet zwischen Gelenkrheumatismus und Weichteilrheumatismus. Außerdem gibt es entzündlichen und degenerativen Rheumatismus. Alle diese Krankheitsbilder gehören zum Formenkreis der rheumatischen Erkrankungen. Etwa jeder 10. Erwachsene in Deutschland leidet unter den Symptomen von Erkrankungen dieses rheumatischen Formenkreises. Auch junge Menschen sind bereits davon betroffen. Rheuma ist keine »alte Leute-Krankheit«, ganz im Gegenteil: Jeder zweite Rheumatiker ist unter 35 Jahre alt. Die von Ärzten verwendete »Internationale Klassifikation der Krankheiten des Muskel-Skelett-Systems und des Bindegewebes« unterscheidet 200 bis 400 einzelne Krankheiten, die sich in Beschwerdebild, Verlauf und Prognose deutlich unterscheiden. Daher sind die Erkrankungen des rheumatischen Formenkreises kaum zu überblicken und schwierig zu diagnostizieren. Typische Rheumabeschwerden sind Antriebsarmut, leichte Ermüdbarkeit, Gewichtsabnahme oder Gewichtszunahme bei Cortisontherapie, erhöhte Körpertemperatur, Gelenkschwellungen, Spannungsgefühl und morgendliche Steifigkeit der Finger sowie Gelenkschmerzen, oftmals im Vorfußbereich, Schmerzen und Steifheit in Muskeln, Gelenken oder Wirbelsäule, geschwollene Gelenke und Gliedmaßen, Entzündungen der Sehnen, Sehnenscheiden und Schleimbeutel. Zudem kommt es zur Schwellung und unter Umständen zum teilweisen oder vollständigen Funktionsverlust der betroffenen Körperregionen. Viele Patienten leiden auch unter sogenannten Rheumaknoten.

Untersuchungen haben gezeigt, dass die etwa 400 einzelnen rheumatischen Erkrankungen nach Kreislauf und Atemwegserkrankungen, aber noch vor den Erkrankungen der Verdauungsorgane in der Häufigkeitsstatistik auf Platz 3 liegen. Zu den vermuteten Ursachen einer Rheumaerkrankung gehören unter anderem Infektionen, Vererbung und Allergien. Die immer langfristig angelegten Behandlungsstrategien sind meist nur in der Lage, die Beschwerden zu lindern und das Voranschreiten der Erkrankung zu verzögern.

Die den Erkrankungen des rheumatischen Formenkreises zugrunde liegenden immunologischen Mechanismen sind nur unzureichend bekannt und Bestandteil der medizinisch-wissenschaftlichen Forschung. Neben erblichen Faktoren, die sowohl bei den entzündlichen als auch den degenerativen rheumatischen Erkrankungen eine wesentliche Rolle spielen, gelten bakterielle Infektionen, Stress sowie chemikalische und physikalische Einwirkungen als wichtigste Auslöser. Für die entzündlichen Reaktionen, die bei entzündlichen rheumatischen Erkrankungen auftreten, sind die sogenannten Eicosanoide und Zytokine als Vermittler der Entzündung (= Entzündungsmediatoren) wesentlich mitverantwortlich. Erkrankungen des rheumatischen Formenkreises sind einer Ernährungstherapie zugänglich.

Verschiedene Formen von »Rheuma«

Die häufigsten Formen von Rheuma sind Arthritis, Arthrosen, Weichteilrheumatismus, Wirbelsäulenverschleiß und die chronische Polyarthritis, die bei Frauen häufiger auftritt als bei Männern. Aber auch Gicht, die Osteoporose und Morbus Bechterew zählen zu den Erkrankungen des rheumatischen Formenkreises.

Therapie

Die medikamentöse Therapie erfolgt in erster Linie auf die Beschwerden bezogen. Die am häufigsten eingesetzten antirheumatischen Medikamente, die nichtsteoridalen Antirheumatika, Cortison und Basisthera-

Rheumatische Erkrankungen in der deutschen Bevölkerung

Rheumatische Erkrankungen in Deutschland	
Arthritis/Arthrosen (Verschleißerkrankungen des Gelenkknorpels)	5 Millionen Betroffene
Weichteil-Rheumatismus (meist ist die Muskulatur betroffen)	1,6 Millionen Betroffene
Chronische Polyarthritis (Entzündungen in mehreren Gelenken)	1 Million Betroffene
Morbus Bechterew (Versteifung der Wirbelsäule)	800 000 Betroffene

peutika, richten sich vorrangig gegen die Entzündung. Die nichtsteroidalen Antirheumatika wirken zusätzlich unterschiedlich stark gegen den Rheumaschmerz. Nachteil dieser Medikamente stellen die relativ häufig auftretenden unerwünschten Nebenwirkungen teils schwerwiegender Natur dar sowie Kontraindikationen, die den Einsatz bei Patienten verbieten. Die medikamentöse Rheumatherapie ist hochwirksam, aber auch reich an Nebenwirkungen. Die Ernährungstherapie ist wirksam und ohne Nebenwirkungen. Natürlich kann die in diesem Buch beschriebene Ernährungstherapie eine klassische Rheumatherapie nicht ersetzen, aber sehr wirkungsvoll ergänzen. Die Ernährungstherapie kann den Bedarf herabsetzen und die Effektivität von Rheumamedikamenten erhöhen.

Behandlung durch Rheumatologen

Der Verlauf von rheumatischen Erkrankungen, unter denen alle Altersgruppen – auch Kinder – leiden können, ist in der Regel voranschreitend. Er geht mit schmerzhaften Schwellungen, Funktionseinbußen der Gelenke und eingeschränkter, schmerzhafter Beweglichkeit einher. Rheuma kann im schlimmsten Fall Gelenkstrukturen völlig zerstören und damit bis zur Invalidität führen. Patienten, die unter Erkrankungen des rheumatischen Formenkreises leiden, sollten von Rheumatologen behandelt werden. Sinnvoll ist die Anbindung an eine Rheumaklinik oder Rheumaabteilung der Universitätskliniken. Die Deutsche Rheuma-Liga ist eine Hilfe- und Selbsthilfeorganisation für Rheumatiker und deren Angehörige mit nahezu einer viertel Million Mitgliedern. Eine Mitgliedschaft bringt für die Betroffenen viele Vorteile.

Es gibt eine Rheumadiät!

Leider profitieren heute noch viel zu wenig Menschen von den Möglichkeiten, die die Ernährungstherapie bei Erkrankungen des sogenannten rheumatischen Formenkreises bietet. Bereits dem griechischen Arzt Hippokrates (460 bis 377 v. Chr.) und dem großen deutschen Mediziner Paracelsus (1493 bis 1541) waren Rheumatismus und dessen Behandlung bekannt. Die Ernährungstherapie ist inzwischen durch wissenschaftliche Studien belegt und trotzdem gehört sie bei vielen Medizinern noch nicht zur Standardtherapie. Über Jahrzehnte galt in der Rheumatologie: »Es existiert keine Rheumadiätetik.« In den vergangenen Jahren verzeichneten jedoch Ernährungsmediziner eine Vielzahl von positiven Studien, die signifikant nachweisen, dass eine arachidonsäurearme Kost, die reich an Omega-3-Fettsäuren ist, positive Effekte bei den entzündlichen Erkrankungen des rheumatischen Formenkreises aufweist. Erst in jüngster Zeit zeigten

WISSEN

Rheumatherapie

- Medikamente (cortisonfreie Entzündungshemmer (NSAR) und Cortison)/Glukokortikoide
- Krankengymnastik
- Physikalische Therapie (z. B. Wärme, Kälte, Massagen)
- Ergotherapie (z. B. Gelenkschutztraining)
- Chirurgische Maßnahmen (z. B. Korrekturoperationen)
- Psychologische Maßnahmen (z. B. Entspannungstechniken)
- Rheumadiät/Ernährungstherapie

wissenschaftliche Studien, dass nur in tierischen Nahrungsmitteln Stoffe enthalten sind, die die Entzündung der Gelenke fördern. Die Entzündung steht in engem Zusammenhang mit einer erhöhten Belastung des Körpers mit Arachidonsäure. Sie kommt nur in tierischen, fettreichen Nahrungsmitteln vor. In einer Rheumadiät werden deshalb fettreiche tierische Lebensmittel – Fleisch, Wurst, Käse sowie Milch und Milchprodukte – durch ihre fettarmen Alternativen ausgetauscht und tierische Fette sowie Butter sollten gemieden werden. Arachidonsäurefrei sind Gemüse, Obst, Hülsenfrüchte, Zucker, Honig, Kartoffeln, Reis, Nudeln, Getreideprodukte sowie pflanzliche Öle und Fette. Rheuma ist sicher keine ernährungsbedingte Krankheit, jedoch profitieren Rheumatiker mit entzündlichen rheumatischen Erkrankungen, wie beispielsweise der chronischen Polyarthritis, von einer rheumagerechten Ernährungsweise. Um messbare antiinflammatorische Effekte erzielen zu können, müssen aufgrund der jetzt vorliegenden Therapiestudien 1 bis 10 Gramm langkettiger Omega-3-Fettsäuen täglich aufgenommen werden, wie sie in maritimen Quellen wie Fisch vorkommen. In der Regel ist die Einnahme von Fischölkapseln erforderlich. Sinnvoll ist auch die gezielte Einnahme von Antioxidanzien wie Vitamin E und entzündungshemmendem Zink. Lecker arachidonsäurearm essen und dadurch die Entzündungen im Körper reduzieren – unter diesem Leitsatz steht unser Buch. Wir beschreiben eine Ernährungstherapie, die wissenschaftlich nachweislich wirksam ist.

Rheuma kann anscheinend auch auf Lebensmittelintoleranzen zurückzuführen sein. Seit Jahrzehnten gibt es Einzelfallberichte über Lebensmittelintoleranzen bei rheumatoider Arthritis. Viele Rheumapatienten fasten zu Beginn der diätetischen Therapie. Fasten hat tatsächlich positive Effekte. Diese sind auch auf den abnehmenden Arachidonsäurespiegel zurückzuführen. Gleiches gilt für vegane Ernährung, die arachidonsäurefrei ist. Es sollte aber eine proteinreiche Form des Fastens gewählt werden. Diese heißt proteinmodifiziertes Fasten.

»Fischöle« gegen Entzündungen

Entzündliche Reaktionen werden von so genannten Entzündungsmediatoren übertragen. Je weniger Entzündungsmediatoren gebildet werden, desto besser ist das für Rheumatiker. Mediatoren (»Vermittler«), die für entzündliche rheumatische Erkrankungen von Bedeutung sind, gehören zur Gruppe der Eicosanoide, die über einen oxidativen Prozess aus Arachidonsäure gebildet werden.

Daher sollte bei Rheuma die Zufuhr von Arachidonsäure möglichst gering sein. Die durchschnittliche Arachidonsäureaufnahme in Deutschland liegt nach Berechnung des Deutschen Kompetenzzentrums Gesundheitsförderung und Diätetik bei etwa 300 Milligramm pro Tag. Dem steht ein Verbrauch von nur 0,1 Milligramm gegenüber. Sind im Körper genügend Omega-3-Fettsäuren vorhanden, können sie den Stoffwechsel der überschüssigen Arachidonsäure blockieren und so verhindern, dass es zu Entzündungen kommt. Ein verringerter Arachidonsäurespiegel vermindert die Bildung von Entzündungsmediatoren. Arachidonsäure ist ausschließlich in tierischen Lebensmitteln enthalten. Eicosapentaensäure hemmt (kompetitiv) die Umwandlung von Arachidonsäure in Eicosanoide (wie nichtsteroidale Antiphlogistika). Je geringer die Zufuhr von Arachidonsäure, desto deutlicher der Effekt der Omega-3-Fettsäuren. Auch Antioxidanzien (inkl. Selen und Zink, die für die Synthese von Enzymen notwendig sind), beeinflussen die Bildung von Entzündungsmediatoren.

Omega-3-Fettsäuren

Entzündliches Gelenkrheuma macht sich häufig durch quälende Bewegungsschmerzen und morgendliche Gelenksteife bemerkbar. Eine konsequente und dauerhafte Einnahme hoch dosierter Omega-3-Fettsäuren kann eine deutliche Besserung dieser Beschwerden bewirken. Die morgendliche Beweglichkeit wird größer, das Lebensgefühl verbessert sich. Die durchschnittliche Dosierung sollte bei 2 bis 3 Gramm Eicosanen täglich liegen. Hochwertige Omega-3-Fettsäure-Präparate gibt es in der Apotheke. Angebote aus dem Supermarkt sind in der Regel minderwertiger Qualität und wirken sich nicht positiv auf das Geschehen bei Rheuma aus – im Gegenteil.

Es kann sein, dass die Therapie 2 bis 3 Wochen konsequent eingehalten werden muss, bis sich die Schmerzen und die Steifigkeit der Gelenke verringern – geben Sie nicht auf! Der Eicosangehalt in Fischen, der naturbedingten Schwankungen unterworfen ist, liegt etwa zwischen 0,4 und 2,6 Gramm pro 100 Gramm Fisch. Um einen therapeutischen Effekt zu erzielen, müssten lebenslang täglich 100 bis 200 Gramm Fettfische verzehrt werden. Daher empfehlen Ernährungsmediziner und Rheumatologen die Einnahme von Omega-3-Fettsäuren über entsprechende Arzneimittel. In Apotheken sind rezeptfreie Medikamente auf Omega-3-Basis erhältlich. Es besteht die Möglichkeit, dass die Krankenkassen die Kosten für solche Präparate übernehmen.

Fisch enthält zwar Arachidonsäure. Die gleichzeitig enthaltenen Eicosane gleichen dies jedoch aus und machen Fisch zum idealen Eiweißlieferanten für Rheumatiker.

Rheumatiker haben kein Linolsäureproblem. Das wird fälschlich immer wieder geschrieben, ist aber grundlegend falsch. Obwohl Linolsäure durch Kettenverlängerung und Desaturierung in Arachidonsäure umgewandelt werden kann, ist ihre Zufuhr bei rheumatoider Arthritis nicht bedenklich, da bei einer Zufuhr von weniger als 10 Gramm dieser Prozess kaum abläuft (Linolsäure hemmt δ-6-Desaturase). Ein Ernährungsmärchen ist es auch, dass Rheumatiker kein Schweinefleisch essen dürfen. Sofern das Schweinefleisch fettarm ist und damit wenig Archidonsäure enthält, darf es natürlich verzehrt

Eicosapentaensäuregehalt in Fisch

Fisch	Eicosapentaensäuregehalt
Flussbarsch	0,3 g/kg
Kabeljau	0,8 g/kg
Hecht	0,7 g/kg
Plötze	0,7 g/kg
Zander	2,3 g/kg
Steinbutt	2,8 g/kg
Forelle	2,4 g/kg
Ostsee-Hering	3,1 g/kg
Lachs	6,2 g/kg
Hering	20,7 g/kg

Diese Fettsäure findet sich in größeren Konzentrationen in Fett von Fischen. Die Eicosapentaensäure stammt aus der Nahrungskette. Farmfische habe fütterungsbedingt weniger Omega-3-Fettsäuren.

werden. Fettarmes Schweinefleisch ist beispielsweise Schweinefilet. Es enthält nicht mehr Fett als Putenfleisch.

Weitere Nahrungsinhaltsstoffe

Da es sich bei dem Abbau von Arachidonsäure um einen oxidativen Prozess handelt, erscheint die Gabe von Antioxidanzien (Selen, Vitamin E, Vitamin C sowie Zink) sinnvoll. Zink ist im Rahmen der »Rheumadiätetik« von besonderer Bedeutung, da es neben seiner antioxidativen Wirkung zudem antientzündliche Effekte aufweist. Organische Zinkverbindungen sind anorganischen Verbindungen hinsichtlich ihrer Bioverfügbarkeit deutlich überlegen. Da die Aminosäure Histidin die Resorption und den Transport von Zink im Organismus entscheidend fördert, sollte Zinkhistidin (beispielsweise Curazink oder Zinkamin-Falk) verabreicht werden. Auch sekundäre Pflanzenstoffe, die in Obst und Gemüse reichlich vorhanden sind, können Entzündungen entgegenwirken. Außerdem wirken sie antioxidativ, können Thrombosen vorbeugen, den Blutzuckerspiegel senken und das Krebsrisiko vermindern.

Eine optimale Versorgung mit den Vitaminen A, E und C sowie den Spurenelementen Selen und Zink verringert die Bildung von Entzündungsmediatoren. Die chronische Entzündung erhöht den Bedarf an Antioxidanzien. Mit der üblichen Ernährung ist der erhöhte Bedarf nicht zu decken. Rheumatiker benötigen in jedem Falle eine gezielte Nahrungsergänzung mit entsprechenden Präparaten. Findet diese nicht statt, kann die diätetische Therapie mit Omega-3-Fettsäuren nicht effektiv wirken.

Proteinmodifiziertes Fasten als Einstieg

Um den Arachidonsäurespiegel zu Beginn der diätetischen Therapie rascher absinken zu lassen, ist es sinnvoll zu fasten. Aber eine Nulldiät, Heilfasten oder Saftfasten sind nicht angezeigt, da bei diesen Methoden mit verschiedenen, teilweise gefährlichen Nebenwirkungen zu rechnen ist. Viel sinnvoller ist das sogenannte proteinmodifizierte Fasten mit Formuladiäten aus der Apotheke oder der Drogerie. Oft reichen schon einige Fastentage aus, um die Schmerzen deutlich zu vermindern und dann in eine Rheumadiät einzusteigen. In jedem Falle sinkt der

WISSEN

Calcium bei Cortisontherapie

Rheumatiker erhalten oft eine Therapie mit Glucocorticoiden (Cortison), um die Entzündung beherrschen zu können. Im Rahmen der Cortisontherapie kann es zu Wassereinlagerungen, Gewichtszunahme, aber auch zur Osteoporoseneigung kommen. Bei einer Cortisontherapie ist es daher notwendig, Calcium und Vitamin D als Nahrungsergänzung einzusetzen. Sprechen Sie Ihren Arzt darauf an!

Arachidonsäurespiegel nach einigen Tagen deutlich ab, sodass weniger entzündungsvermittelnde Substanzen (Entzündungsmediatoren) gebildet werden. Bewährt hat es sich auch, schon während des Fastens Omega-3-Fettsäuren sowie die bereits oben erwähnten Vitamine, Mineralstoffe und Spurenelemente als Nahrungsergänzung einzunehmen.

Übergewicht langsam reduzieren

Übergewichtige leiden häufig unter Rheuma und sollten daher ihr Gewicht reduzieren. Die Bewegungssituation bei Rheuma ist schon ohne Übergewicht schwer genug. Rheumatiker sollten schlank und beweglich sein und nicht fett und träge. Die Einnahme von verschiedenen Medikamenten bei Rheuma fördert die Gewichtszunahme. Es ist dabei sinnvoll, eine vom Arzt begleitete Reduktionsdiät durchzuführen. Ernährungsmedizinisch orientierte Ärzte haben sich den Gewichtsreduktionspro-

Empfohlene Mikronährstoff-/Eicosanzufuhr für Gesunde im Vergleich zu Rheumatikern

Vitamin/ Mineralstoff	Gesunde	Rheumatiker
Vitamin A	0,8 bis 1,1 mg	1,8 mg
Vitamin C	100 mg	800 mg
Vitamin E	11 bis 15 mg	400 mg
Eisen	10 bis 15 mg (Frauen)	15 mg (Frauen)
	10 bis 12 mg (Männer)	12 mg (Männer)
Kupfer	1,0 bis 1,5 mg	3,0 mg
Selen	30 bis 70 µg	200 µg
Zink	7 bis 10 mg	30 mg
Omega-3-Fettsäuren	0,5 Energieprozent	25 bis 35 mg pro kg Körpergewicht (bei 75 kg also 1,875 bis 2,625 g)

Quelle: Deutsches Kompetenzzentrum Gesundheitsförderung und Diätetik.

grammen von Formmed (www.formmed.de), Bodymed (www.bodymed.de), Insumed (www.insumed.de) sowie PreCon (www.precon.de) angeschlossen. Bei extremem Übergewicht können Sie mit Ihrem Arzt die Einnahme von verschreibungspflichtigen Medikamenten zur Unterstützung einer Diät besprechen. Präparate mit natürlichen Ballaststoffen erreichen eine Stimulation der Sättigungsrezeptoren, sodass über längere Zeit kein Hungergefühl entsteht. Als wirkungslos haben sich Schlankheitsmittel auf Basis von Chitosan erwiesen. Auch Abführmittel oder Diuretika sind ungeeignete Präparate, um das Körpergewicht gesund zu senken. Auf Appetitzügler sollte grundsätzlich verzichtet werden. Denken Sie beim Abnehmen immer daran, dass Sie die Grundsätze Ihrer Rheumadiät einhalten müssen.

Ein internetgestütztes 13-wöchiges Reduktionsprogramm bietet die Gesellschaft für Ernährungsmedizin und Diätetik über www.slimcoach.de an. Diese Diätkonzepte sind hervorragend geeignet zur gesunden Gewichtsreduktion, wobei Sie in jedem Fall Rücksprache mit Ihrem Hausarzt halten sollten. Um Mangelzustände zu vermeiden, sollten Sie während einer Reduktionsdiät grundsätzlich Multivitamin-Mineralstoff-Präparate einnehmen. Es gibt sie preiswert in Drogerien und Apotheken. Sinnvoll ist auch die Einnahme eines Gemüse-Obst-Konzentrates, um den Körper mit Vitaminen, Mineralstoffen und sekundären Pflanzenstoffen zu versorgen. Um das Gewicht langsam abzubauen, ist bei normaler körperlicher Belastung eine Kalorienbeschränkung auf 1300 bis 1500 Kilokalorien sinnvoll.

Reichlich trinken

Alle Menschen – auch Rheumatiker – sollten reichlich trinken. Wichtig ist, die Flüssigkeitszufuhr gleichmäßig über den Tag zu verteilen und mindestens 2, besser noch 2,5 Liter zu trinken. An warmen Tagen und bei körperlicher Anstrengung sollte es sogar noch mehr sein. Besonders gut sind – auch bei vorliegendem Übergewicht – Mineralwasser, Gemüsesäfte, Früchtetee oder süßstoffgesüßte Limonaden und Colagetränke. Selbstverständlich dürfen Rheumatiker auch Tee und Kaffee trinken.

Eine rundum gesunde Ernährung

Patienten mit Rheuma haben grundsätzlich keinen erhöhten Energiebedarf. Rheumatiker sollten auf eine ausgewogene Energiezufuhr achten sowie Über- und Untergewicht meiden. Messen und protokollieren Sie regelmäßig Ihr Körpergewicht. Der Energiebedarf des Menschen ist insbesondere von Alter, Geschlecht und der sportlichen Aktivität abhängig. Durchschnittlich liegt der Energiebedarf bei Frauen zwischen 1700 und 2200 Kilokalorien und bei Männern zwischen 1900 und 2600 Kilokalorien. Nehmen Sie mehr Kalorien auf, als der Organismus verbraucht, nehmen Sie zu. Bei einer unterhalb des Bedarfs liegenden Energiezufuhr baut der Körper die gespeicherte Energie (Fettgewebe) ab.

Das richtige Gewicht

Viele Menschen mit rheumatischen Erkrankungen leiden unter Übergewicht oder Adipositas (krankhaftes Übergewicht). Als Gradmesser der Gewichtsbewertung ziehen Ernährungsmediziner heute nicht mehr das Normalgewicht nach Broca (Körpergröße in cm – 100), sondern den Body-Mass-Index (BMI) heran. Als normales Gewicht gilt ein BMI zwischen 19 und 25. Im Alter kann der BMI auch bis 28 noch normal sein, er sollte aber in jedem Fall unter 30 liegen. Wenn Ihr BMI darüber liegt, sollten Sie langsam Ihr Gewicht reduzieren. Dabei ist es ausreichend, wenn Sie wöchentlich 1 Pfund bis 1 Kilogramm abnehmen. Ideal ist es dafür, täglich zwischen 1200 und 1600 Kilokalorien aufzunehmen. Neben dem Gewicht ist aber besonders die Körperzusammensetzung wichtig. Entscheidend für die Gesundheit ist die Menge an Körperfett und Muskelmasse. Für die Bestimmung der Körperzusammensetzung ist die bioelektrische Impedanzanalyse (BIA) geeignet. Dabei wird von einem Messgerät ein schwacher elektrischer Strom durch den Körper geschickt und der elektrische Widerstand gemessen. Einfache Fettwaagen geben in der Regel keine verlässlichen Ergebnisse, die Messung sollte besser in einer Arztpraxis, Apotheke oder einem qualifizierten Fitnesscenter vorgenommen werden. Der Körperfettanteil sollte bei Männern 20 bis 25% und bei Frauen 25% möglichst nicht übersteigen.

Proteine sind lebenswichtig

Eiweiße sind für den menschlichen Körper lebenswichtig, da er bestimmte Eiweißbausteine nicht selbst herstellen kann und jede Zelle des Körpers zum Teil aus Eiweiß besteht. 1 Gramm Eiweiß liefert wie 1 Gramm Kohlenhydrate 4 Kilokalorien. Einen direkten Einfluss auf die Erkrankungen des rheumatischen Formenkreises haben Eiweiße nicht. Der Mensch benötigt täglich rund 1 Gramm Eiweiß pro Körperkilogramm. Rheumatiker sollten nicht zu wenig Protein aufnehmen, da es gut sättigt und beim Abnehmen auch dem Jo-Jo-Effekt vorbeugt. Aber viele Eiweißträger sind gleichzeitig reich an Arachidonsäure.

Brennwert der Nährstoffe und von Alkohol

1 g Protein (Eiweiß)	4,1 kcal
1 g Lipid (Fett)	9,3 kcal
1 g Kohlenhydrate	4,1 kcal
1 g Alkohol	7,0 kcal

Fette – auf die Qualität achten

Durchschnittlich verzehren die Deutschen täglich rund doppelt so viel Fett wie empfohlen, nämlich etwa 120 bis 140 Gramm. Problematisch ist, dass wir nicht nur zu viel Fett, sondern auch noch vorwiegend die falschen Fette essen. Fette sind die kalorienreichsten Nahrungsinhaltsstoffe. Mit rund 9 Kilokalorien pro Gramm enthalten Fette mehr als doppelt so viele Kalorien wie Kohlenhydrate und Eiweiße. Der Körper ist auf bestimmte Fette, die sogenannten essenziellen Fettsäuren, angewiesen. Besonders wertvoll für unsere Ernährung sind ein- und mehrfach ungesättigte Fettsäuren, wie sie vor allem in Rapsöl, Diätmargarine sowie Leinöl vorkommen. Reichlich gesundheitsförderliche Eicosane (Omega-3-Fettsäuren) kommen im Öl fetter Fische wie Lachs, Makrele, Thunfisch oder Hering vor. Omega-3-Fettsäuren senken die Blutfette und hemmen Entzündungen. Daher müssen alle Rheumapatienten täglich ausreichend Eicosane aufnehmen (siehe Seite 7). Auch Raps- und Leinöl enthalten Eicosane. Um wenig versteckte Fette und gesättigte Fettsäuren aufzunehmen, sollten Sie möglichst magere tierische Produkte verzehren. Der Mensch benötigt täglich etwa 1 Gramm Fett pro Körperkilogramm.

Kohlenhydrate sind gesund

Kohlenhydrate sind der »Brennstoff« für die Körperzellen, der Mensch benötigt rund 3 bis 4 Gramm Kohlenhydrate pro Kilogramm Körpergewicht. Auch Rheumatiker sollten kohlenhydratreich essen. Kohlenhydratreiche Lebensmittel sind Zucker, Getreide, Obst, Gemüse und Kartoffeln. Zucker ist nicht verantwortlich für die Entstehung von Übergewicht, Diabetes mellitus oder Karies, und daher erlaubt – Sie sollten allerdings hochwertige Kohlenhydrate aus Obst, Gemüse, Getreide und Kartoffeln bevorzugen. Bei Übergewicht kann der Einsatz von Süßstoffen in Getränken sinnvoll sein. Täglich sollte es etwa 1 Kilogramm Gemüse, Obst und Pellkartoffeln sein. Sie liefern nämlich außerdem noch wertvolle Ballaststoffe (Nahrungsfasern), die nicht verdaut werden. Ballaststoffe sättigen gut, liefern direkt keine Kalorien, beugen Krebserkrankungen sowie ernährungs(mit)bedingten Krankheiten vor und senken den Cholesterinspiegel. Hier sind besonders die ballaststoffhaltigen Plantago-ovata-Samenschalen zu empfehlen, die in Apotheken unter dem Namen Mucofalk freiverkäuflich sind.

Vitamin- und Mineralstoffbedarf

Vitamine und Mineralstoffe kann der Körper – außer Vitamin D – nicht selbst herstellen. Diese Stoffe liefern zwar keine Energie, Vitamine und Mineralstoffe sind jedoch lebensnotwendig. Wir müssen sie täglich in ausreichender Menge aufnehmen, da der Körper die meisten Vitamine und Mineralstoffe nicht speichern kann. Man unterscheidet wasser- und fettlösliche Vitamine.

Wasserlösliche Vitamine Sind beispielsweise B_1 (Thiamin), B_2 (Riboflavin), B_6 (Pyridoxin), B_{12} (Cobalamine), Biotin, C (Ascorbinsäure), Niacin, Pantothensäure und Folsäure.

Fettlösliche Vitamine Sind unter anderem die Vitamine A (Retinol)/Provitamin (Vitaminvorstufe), Beta-Carotin, D (Calciferole), E (Tocopherole) und K.

Mineralstoffe teilen Experten in Mengen- und Spurenelemente ein. 17 Mineralstoffe sind für den Menschen lebenswichtig. Während in Deutschland die Zufuhr an Fett und Purinen zu hoch ist, liegt die Aufnahme an bestimmten Vitaminen und Mineralstoffen (viel) zu niedrig. Die Aufnahme der Vitamine E und D, Folsäure und Pantothensäure sowie der Mineralstoffe Zink, Fluorid, Jod und Eisen liegt bei den meisten Menschen unterhalb der empfohlenen Aufnahmemenge. Daher ist es auch für gesunde Menschen sinnvoll, ein Multivitamin-Mineralstoff-Präparat einzunehmen – natürlich nur als Nahrungsergänzung.

Durch eine medikamentöse Therapie bei Rheuma steigt der Mikronährstoffbedarf und macht die Einnahme von Multivitamin-Mineralstoff-Präparaten unumgänglich. Auch bei Übergewicht sollte in jedem Fall eine Einnahme von Nahrungsergänzungsmitteln erfolgen. Diese sind in der Regel ungefährlich und können, wenn Sie die Dosierungshinweise beachten, nicht überdosiert werden. Wichtig ist, dass solche Präparate dauerhaft, also lebenslang, eingenommen werden müssen, um vor Krankheiten schützen zu können. Besonders hochwertig sind Produkte, die wie Juice Plus+ natürlichen Ursprungs sind, also aus Gemüse und Obst gewonnen werden, da sie auch noch sekundäre Pflanzenstoffe enthalten. Rheumatiker haben grundsätzlich einen erhöhten Vitalstoffbedarf und müssen bestimmte Vitamine und Mineralstoffe über entsprechende Präparate zuführen. Dies sollte aber immer in Absprache mit dem Arzt geschehen.

Wie Sie die Tabellen nutzen können

Die Ampel-Tabelle enthält Werte für Kilokalorien, Purine, Arachidonsäure und Omega-3-Fettsäuren sowie für den Anti-Entzündungs-Faktor. Dieser setzt sich aus den Werten für Vitamin E und Zink zusammen. Beide Stoffe haben als antioxidative und antientzündliche Wirkstoffe eine wichtige Bedeutung in der Rheumadiät.

Prinzipiell sollten möglichst viele Produkte gegessen werden, die durch den grünen Index ● signalisieren: »Das ist gut für Sie und Ihre Gesundheit.« Gelb ● bedeutet »OK – es passiert nichts«, während Rot ● bedeutet: »Das ist nicht gut für Sie und Ihre Gesundheit.« Aber keine Angst – der rote Punkt bedeutet Aufmerksamkeit, nicht Verbot. Gleichen Sie rote Punkte durch Lebensmittel mit grünen und gelben Punkten aus. Wählen Sie als Rheumatiker außerdem Lebensmittel ohne oder mit möglichst wenig Arachidonsäure aus und achten Sie auf eine ausreichende Menge an Omega-3-Fettsäuren. Wenn Sie unter Hyperurikämie leiden, müssen Sie besonders auf den Puringehalt der Lebensmittel achten. Bevorzugen Sie purinfreie und -arme Lebensmittel und meiden Sie purinreiche Lebensmittel. Als purinarm gilt ein Lebensmittel, wenn es bis zu 10 Milligramm Purin pro 100 Gramm Lebensmittel enthält, purinreich sind Lebensmittel mit einem Puringehalt über 50 Milligramm pro 100 Gramm Lebensmittel.

Achtung: Die Angaben zu Fertigprodukten können je nach Hersteller schwanken. Grundlage aller Werte ist der Bundeslebensmittelschlüssel (BLS). Der BLS ist die offizielle Nährwerttabelle für die Bundesrepublik Deutschland.

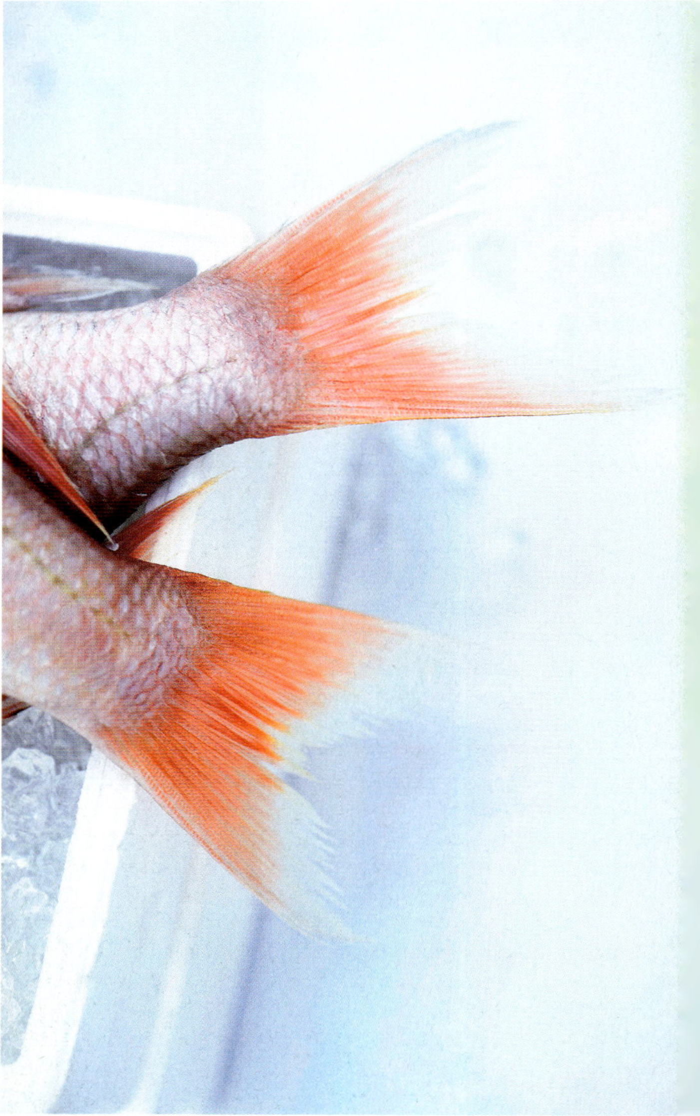

Rheuma-Ampel

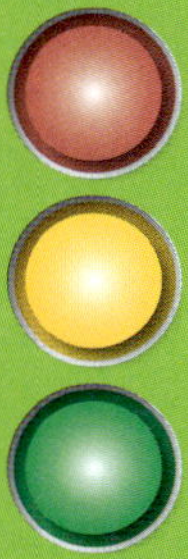

Auf einen Blick: In der folgenden Tabelle finden Sie die wichtigsten Lebensmittel von A–Z. Dazu wertvolle Angaben von Kalorien bis zum Anti-Entzündungs-Faktor. Mit dem Ampel-Prinzip erkennen Sie sofort, wo es »stopp!« oder »go!« heißt.

Produktbezeichnung	Portion in g	kcal pro Portion	Purin in mg	Arachidons. in mg	Omega-3-FS in g	Anti-Entz.-Faktor
Aal, gegart	180	385	31	320	1,3	grün
Aal, gekocht, in Dill	250	680	48	473	2,0	grün
Aal, geräuchert	75	218	17	182	0,7	grün
Aal, grün	250	530	38	350	1,6	grün
Aal in grüner Soße	250	465	25	273	1,2	grün
Acerola	120	24	6	0	0,0	grün
Acerolanektar	200	92	2	0	0,0	rot
Acerolasaft	200	48	10	0	0,0	grün
Agar-Agar, Trockenprodukt	1	3	1	1	0,0	gelb
Algen	5	2	1	0	0,0	gelb
Altbier	330	135	13	0	0,0	rot
Altbierbowle	200	160	8	0	0,0	rot
Ambrosiacreme	150	275	0	0	0,1	rot
Amerikaner	100	315	4	11	0,2	rot
Ananas, gegart	125	76	9	0	0,0	gelb
Ananas, kandiert	25	66	1	0	0,0	rot
Ananas, Konserve, netto	125	109	8	0	0,0	rot
Ananas	125	74	9	0	0,0	gelb
Ananascreme	150	240	3	27	0,2	rot
Ananasgelee	250	205	8	0	0,0	rot
Ananaskonfitüre	25	70	1	0	0,0	rot
Ananasnektar	200	140	8	0	0,0	rot
Ananassaft	200	118	14	0	0,1	gelb
Anchovis	5	16	3	3	0,1	gelb
Anis	1	4	0	0	0,0	gelb
Anisplätzchen	50	193	4	16	0,1	rot
Apfel	125	60	6	0	0,0	gelb
Apfel, gegart	125	68	8	0	0,0	gelb
Apfel, getrocknet	25	70	7	0	0,0	gelb
Apfel, im Schlafrock	250	523	13	8	0,3	rot
Apfelauflauf	250	403	13	33	0,2	rot
Apfelessig	15	3	0	0	0,0	gelb
Apfelgrütze	250	123	5	0	0,0	gelb
Apfelkaltschale	350	151	7	0	0,0	rot
Apfelkompott	250	158	10	0	0,1	rot
Apfelkrapfen	60	94	3	162	0,2	rot

Produktbezeichnung	Portion in g	kcal pro Portion	Purin in mg	Arachidons. in mg	Omega-3-FS in g	Anti-Entz.-Faktor
Apfelkraut, gesüßt	25	61	3	0	0,0	● ○ ○
Apfelkuchen, gedeckt, Mürbeteig	150	344	9	6	0,3	● ○ ○
Apfelkuchen, gedeckt, Hefeteig	100	171	9	0	0,1	○ ● ○
Apfelkuchen, Hefeteig	150	216	14	5	0,1	● ○ ○
Apfelkuchen, Rührmasse	150	321	8	20	0,3	● ○ ○
Apfelmeerrettich	60	80	4	0	0,1	○ ● ○
Apfelmus	250	165	10	0	0,1	○ ● ○
Apfelnektar	200	128	6	0	0,0	● ○ ○
Apfelpfannkuchen	250	360	10	48	0,4	● ○ ○
Apfelreis	250	240	10	0	0,1	● ○ ○
Apfelsaft	200	98	10	0	0,1	○ ● ○
Apfelschmarrn	200	424	10	40	0,2	● ○ ○
Apfelstreuselkuchen, Mürbeteig	150	348	8	3	0,3	● ○ ○
Apfelstrudel	150	248	11	0	0,2	● ○ ○
Apfeltorte, französisch, Blätterteig	100	199	6	13	0,3	● ○ ○
Apfelvollkornkeks	50	205	9	1	0,1	○ ○ ●
Apfelwein	130	86	0	0	0,0	● ○ ○
Appenzeller 50 % F. i. Tr.	30	116	1	0	0,1	○ ● ○
Apricot Brandy	20	61	0	0	0,0	● ○ ○
Aprikose	40	17	3	0	0,0	○ ● ○
Aprikose, gegart	50	22	4	0	0,0	○ ● ○
Aprikose, getrocknet	25	62	10	0	0,0	○ ● ○
Aprikose, Konserve, netto	125	98	8	0	0,0	○ ● ○
Aprikosencreme	150	252	3	33	0,2	● ○ ○
Aprikosenkompott	250	148	13	0	0,0	○ ● ○
Aprikosenkonfitüre	25	68	1	0	0,0	● ○ ○
Aprikosennektar	200	116	6	0	0,0	● ○ ○
Aprikosenreis	250	323	10	5	0,1	● ○ ○
Aprikosensaft	200	88	14	0	0,0	○ ● ○
Aprikosenteilchen, Blätterteig	70	188	6	18	0,3	● ○ ○
Aprikosentorte mit Nuss, Rührteig	120	288	7	14	0,3	○ ● ○

Produktbezeichnung	Portion in g	kcal pro Portion	Purin in mg	Arachidons. in mg	Omega-3-FS in g	Anti-Entz.-Faktor
Arme Ritter	150	384	9	284	0,4	rot
Arrak	20	46	0	0	0,0	rot
Artischocken	100	10	8	0	0,0	gelb
Artischocken, gegart	100	20	19	0	0,0	gelb
Artischocken, Konserve, netto	150	29	26	0	0,0	gelb
Artischockenboden, Konserve, netto	150	24	21	0	0,0	gelb
Artischockenboden, frisch	150	33	26	0	0,0	gelb
Aspikaufguss, weiß	1	1	0	0	0,0	gelb
Aubergine	150	26	11	0	0,0	gelb
Aubergine, gegart	150	26	11	0	0,0	gelb
Auberginen, gefüllt, überbacken	300	402	48	30	0,4	gelb
Auberginen und Tomaten, überbacken	250	318	13	0	0,4	rot
Auberginensalat mit Zitronenmarinade	150	116	11	0	0,1	gelb
Auberginenscheiben, frittiert	250	203	18	0	0,3	rot
Auster	100	63	30	13	0,3	grün
Avocado	125	204	10	21	0,1	gelb
Avocadocremesuppe	350	448	21	42	0,3	rot
B						
Baby-Pute	150	227	75	482	0,6	gelb
Bachsaibling	150	144	135	57	0,7	gelb
Backkartoffeln mit Kräuterquark	200	158	10	0	0,1	gelb
Backobst	250	185	10	0	0,0	rot
Backpulver	1	2	0	0	0,0	gelb
Baguettebrötchen/ Baguette	60	149	9	15	0,0	gelb
Baiser	25	91	0	0	0,0	rot
Baiserplätzchen	5	19	0	0	0,0	rot
Baisertorte	120	368	0	0	0,2	rot
Bambussprossen	50	9	5	0	0,0	grün

Produktbezeichnung	Portion in g	kcal pro Portion	Purin in mg	Arachidons. in mg	Omega-3-FS in g	Anti-Entz.-Faktor
Bambussprossen, Konserve, netto	50	7	4	0	0,0	🟢
Banane	100	95	8	0	0,0	🔴
Banane, gebacken	50	79	4	8	0,0	🔴
Banane, getrocknet	25	73	6	0	0,0	🔴
Bananennektar	200	108	4	0	0,0	🔴
Bananenquark	250	315	5	0	0,0	🟡
Bananenreis	250	313	15	0	0,1	🔴
Barbecuesoße	45	54	4	0	0,0	🔴
Barsch, gegart	180	63	34	20	0,1	🟢
Barschfilet	150	123	65	36	0,2	🟢
Barschfilet, gegart	150	140	75	32	0,2	🟢
Basilikum	5	2	0	0	0,0	🟢
Basilikum, getrocknet	1	3	1	0	0,0	🟡
Batate	150	167	8	0	0,1	🟢
Bauchspeck, Schwein	30	239	0	76	0,3	🔴
Bauernbratwurst	150	459	63	299	0,4	🔴
Bauernfrühstück	350	343	32	158	0,3	🔴
Bauernleberwurst	30	107	15	61	0,1	🟡
Bauernsalat, griechisch	150	165	8	0	0,2	🟡
Baumkuchen	50	214	1	11	0,2	🔴
Baumstamm mit Vanillecreme	70	218	2	7	0,2	🔴
Baumwollsaatöl	12	106	0	0	0,1	🟡
Bavaria Blu 60 % F. i. Tr.	30	105	1	0	0,1	🟡
Bayerische Creme	200	430	0	34	0,5	🔴
Béchamelkartoffeln	250	200	10	10	0,0	🔴
Béchamelsoße	60	55	2	2	0,0	🔴
Beefsteak, deutsch	200	444	66	42	0,3	🟡
Beefsteak, Hamburger Art	200	244	82	34	0,1	🟡
Beerenobst	125	89	9	0	0,0	🟡
Beifuß	5	2	0	0	0,0	🟢
Bel Paese 50 % F. i. Tr.	30	112	2	0	0,1	🟡
Bergkäse 45 % F. i. Tr.	30	115	1	0	0,1	🟡
Bergkäse 50 % F. i. Tr.	30	126	1	0	0,1	🟡
Berliner Knacker	150	489	51	135	0,4	🔴

Produktbezeichnung	Portion in g	kcal pro Portion	Purin in mg	Arachidons. in mg	Omega-3-FS in g	Anti-Entz.-Faktor
Berliner Pfannkuchen	60	193	5	11	0,1	●○○
Berliner Weiße mit Schuss	200	106	10	0	0,0	●○○
Bienenstich, Hefeteig	100	300	5	4	0,2	●○○
Bienenstichtorte, gefüllt, Rührteig	100	353	3	10	0,4	○●○
Bier, alkoholarm	330	182	26	0	0,0	●○○
Bier, alkoholfrei	330	86	10	0	0,0	●○○
Bier, dunkel	330	122	17	0	0,0	●○○
Bier, Export, hell	330	145	13	0	0,0	●○○
Bier mit Limonade	330	112	10	0	0,0	●○○
Bierhefe	5	17	30	0	0,0	○●○
Bierhefe, getrocknet	3	10	18	0	0,0	○●○
Bierhefe, Tabletten	5	17	30	0	0,0	○●○
Bierschinken	30	54	14	10	0,0	○●○
Biersuppe	300	207	6	15	0,1	●○○
Bierteig	100	226	8	25	0,1	○●○
Bierwurst	30	76	8	3	0,1	○●○
Big Mac	212	505	38	28	0,3	●○○
Bigosch	450	288	36	108	0,2	●○○
Birchermüsli mit Äpfeln und Sahne	150	218	9	0	0,1	○●○
Birkenpilz	100	19	17	0	0,3	○○●
Birne	140	69	7	0	0,0	○●○
Birne, gegart	125	69	8	0	0,0	○●○
Birne, getrocknet	25	63	6	0	0,0	○●○
Birne, Konserve, netto	125	105	5	0	0,0	●○○
Birnenkompott	250	150	8	0	0,0	●○○
Birnenkonfitüre	25	69	1	0	0,0	●○○
Birnenkraut, ungesüßt	25	52	5	0	0,0	○●○
Birnennektar	200	136	6	0	0,0	●○○
Birnensaft	200	108	10	0	0,0	○●○
Biskuitrolle	100	273	3	20	0,1	●○○
Biskuitrolle mit Erdbeeren und Sahne	100	216	4	15	0,2	●○○
Biskuitschnitte	100	391	2	21	0,3	●○○

Produktbezeichnung	Portion in g	kcal pro Portion	Purin in mg	Arachidons. in mg	Omega-3-FS in g	Anti-Entz.-Faktor
Bismarckhering, Konserve, netto	65	117	43	39	1,0	🟡
Bitterlikör	20	50	0	0	0,0	🔴
Bittermandelessenz	1	3	0	0	0,0	🔴
Bitterschokolade	20	79	3	0	0,0	🟡
Blätterteig, TK	100	375	8	34	0,7	🔴
Blätterteigtaschen mit Spinat und Feta	250	420	35	10	0,6	🟡
Blattsalat mit Dressing	100	65	3	0	0,1	🟢
Blattspinat	150	26	29	0	0,2	🟢
Blattspinat, gegart	150	29	36	0	0,3	🟢
Blattspinat, TK	150	27	30	0	0,2	🟢
Blaubeerkompott	250	243	15	0	0,3	🟡
Blauschimmelkäse 50 % F. i. Tr.	30	107	1	0	0,1	🟡
Bleichsellerie	150	26	35	0	0,1	🟢
Bleichsellerie, gegart	150	26	44	0	0,1	🟢
Bleichsellerietrunk	200	10	18	0	0,1	🟢
Blinis	150	344	20	18	0,2	🔴
Blumenkohl	150	35	23	0	0,2	🟡
Blumenkohl, gegart	150	27	23	0	0,2	🟡
Blumenkohl, gesäuert	50	6	4	0	0,0	🟡
Blumenkohl, mit Bechamelsoße	250	170	23	0	0,3	🟡
Blumenkohlauflauf	300	195	30	15	0,4	🟡
Blumenkohlcremesuppe	300	156	6	27	0,2	🟡
Blumenkohlgratin	300	513	30	48	1,0	🟡
Blutwurst, frisch erhitzt	100	340	5	1	0,2	🔴
Bockbier, hell	330	198	13	0	0,0	🔴
Bockshornklee	1	3	0	0	0,0	🟡
Bockwurst	115	340	36	21	0,2	🔴
Bockwurst mit Brötchen und Senf	180	554	52	40	0,3	🔴
Bockwurst mit Kartoffelsalat und Senf	370	633	52	22	0,5	🔴
Bockwurst mit Senf	120	414	44	25	0,3	🔴
Bohne, grün	150	38	21	0	0,1	🟢

Produktbezeichnung	Portion in g	kcal pro Portion	Purin in mg	Arachidons. in mg	Omega-3-FS in g	Anti-Entz.-Faktor
Bohne, grün, gegart	150	38	23	0	0,1	🟢
Bohne, grün, gesäuert	50	7	4	0	0,0	🟡
Bohne, grün, in Butter geschwenkt	250	183	35	0	0,4	🔴
Bohne, grün, in heller Soße	250	125	23	0	0,3	🟡
Bohne, grün, Konserve, netto	150	32	23	0	0,1	🟢
Bohne, weiß	150	395	90	0	0,9	🟡
Bohne, weiß, gegart	150	168	39	0	0,4	🟡
Bohne, weiß, Konserve, netto	150	98	23	0	0,2	🟡
Bohnen-Paprika-Salat	150	57	15	0	0,1	🟢
Bohneneintopf mit Birnen und Speck	450	356	45	131	0,3	🟡
Bohneneintopf, weiß, mit Rind	450	491	72	41	0,7	🟡
Bohnenkraut	1	0	0	0	0,0	🟡
Bohnenkraut, getrocknet	1	3	0	0	0,0	🟡
Bohnensalat, grün, mit Dressing	150	102	21	0	0,1	🟢
Bohnensprossen	100	41	4	0	0,1	🟡
Bonbons	5	20	0	0	0,0	🔴
Borretsch	5	1	0	0	0,0	🟢
Borretsch, getrocknet	1	2	0	0	0,0	🟢
Borschtsch	350	140	32	11	0,1	🟢
Bouillabaisse	400	308	88	100	0,7	🟡
Bouillon	300	147	36	60	0,1	🟡
Bouillonkartoffeln	250	140	10	13	0,0	🟡
Boysenbeere	125	43	6	0	0,1	🟢
Boysenbeere, Konserve, netto	125	93	5	0	0,1	🟡
Boysenbeerkonfitüre	25	67	1	0	0,0	🔴
Boysenbeernektar	200	100	2	0	0,0	🔴
Boysenbeersaft	200	78	10	0	0,1	🟢
Brandteig	100	201	3	27	0,2	🔴
Branntweinessig	15	3	0	0	0,0	🟡

Produktbezeichnung	Portion in g	kcal pro Portion	Purin in mg	Arachidons. in mg	Omega-3-FS in g	Anti-Entz.-Faktor
Brät	100	285	27	61	0,3	🔴
Bratapfel	200	204	8	0	0,1	🔴
Bratapfel mit Vanillesoße	250	190	5	0	0,1	🔴
Bratensoße, Konserve	50	26	4	12	0,0	🟡
Bratensoße, Trockenpulver	3	4	1	0	0,0	🔴
Brathering	200	554	140	164	4,2	🟢
Bratkartoffeln	250	220	13	0	0,2	🔴
Bratkartoffeln mit Speck und Zwiebeln	350	364	25	53	0,3	🟡
Bratlinge, vegetarisch	100	147	20	1	0,1	🟢
Bratwurst	100	282	28	35	0,2	🔴
Bratwurst mit Brötchen und Senf	180	475	41	56	0,3	🔴
Brause mit Fruchtgeschmack	200	84	0	0	0,0	🔴
Brause mit Gewürzauszügen	200	72	0	0	0,0	🔴
Bregenwurst	150	348	95	327	0,6	🟡
Bremer Pinkel	100	210	26	38	0,1	🟡
Brennnessel	150	74	30	0	0,4	🟡
Brennnessel, getrocknet	1	3	1	0	0,0	🟡
Brennnesseltrunk	200	34	16	0	0,2	🟢
Brick 50 % F. i. Tr.	30	107	1	0	0,1	🔴
Brie 40 % F. i. Tr.	30	77	1	0	0,1	🟡
Brie 45 % F. i. Tr.	30	85	1	0	0,1	🟡
Brie 50 % F. i. Tr.	30	101	1	0	0,1	🟡
Brie 60 % F. i. Tr.	30	109	1	0	0,1	🔴
Broccoli	150	39	26	0	0,1	🟢
Broccoli, gegart	150	35	27	0	0,1	🟢
Broccoli mit gerösteten Mandeln	250	135	40	0	0,3	🟢
Broccolicremesuppe	300	111	18	3	0,1	🟡
Broccoligratin	300	180	36	3	0,3	🟡
Broiches, ohne Füllung	100	268	9	19	0,2	🔴
Brombeere	125	38	6	0	0,3	🟢

Produktbezeichnung	Portion in g	kcal pro Portion	Purin in mg	Arachidons. in mg	Omega-3-FS in g	Anti-Entz.-Faktor
Brombeere, Konserve, netto	125	93	5	0	0,3	gelb
Brombeerkompott	250	183	10	0	0,5	gelb
Brombeerkonfitüre	25	67	1	0	0,0	rot
Brombeersaft	200	68	10	0	0,4	grün
Brötchen	45	112	7	11	0,0	gelb
Brötchen mit Ölsamen	45	113	7	10	0,0	gelb
Brotfrucht	125	141	6	0	0,0	rot
Brotpudding	250	435	10	70	0,4	rot
Brotsuppe	400	368	8	56	0,3	rot
Brühe, gekörnt/instant	3	4	1	0	0,0	rot
Brühwurst	100	296	31	18	0,2	gelb
Brunnenkresse	25	5	3	0	0,0	grün
Brunnenkresse, getrocknet	1	2	1	0	0,0	grün
Brunnenkressetrunk	200	12	8	0	0,1	grün
Buchecker	20	118	5	0	0,2	gelb
Buchteln	90	314	7	5	0,2	rot
Buchweizen, geschält	40	136	20	0	0,0	gelb
Buchweizen, geschält, gegart	180	164	29	0	0,0	gelb
Buchweizen, Vollkorn	40	136	20	0	0,0	gelb
Buchweizen, Vollkorn, gegart	180	196	36	0	0,1	gelb
Buchweizenbrötchen	45	111	9	11	0,0	gelb
Buchweizengrütze	40	136	17	0	0,0	gelb
Buchweizengrütze, gegart	180	130	20	0	0,0	gelb
Buchweizenmehl	10	35	3	0	0,0	gelb
Buchweizenvollkornmehl	10	34	6	0	0,0	gelb
Buchweizenvollkornbrot	60	129	14	1	0,0	gelb
Bückling	125	271	93	106	2,7	gelb
Bulgur	180	585	41	2	0,1	gelb
Burgunder	130	101	0	0	0,0	rot
Burgunderbraten mit Soße und Gemüse	350	294	60	67	0,2	gelb
Burgunderschinken in Aspik	30	36	17	9	0,0	gelb

Produktbezeichnung	Portion in g	kcal pro Portion	Purin in mg	Arachidons. in mg	Omega-3-FS in g	Anti-Entz.-Faktor
Buschbohne, grün	150	38	21	0	0,1	○○●
Buschbohne, grün, Konserve, netto	150	32	23	0	0,1	○○●
Butter	20	148	0	0	0,2	●○○
Butter, halbfett	20	76	0	0	0,1	●○○
Butter mit Kräutern	20	130	0	0	0,2	●○○
Buttercremetorte Biskuit	100	316	2	12	0,3	●○○
Buttergebäck	50	249	3	6	0,2	●○○
Butterhörnchen	50	151	7	1	0,1	●○○
Butterkäse 30 % F. i. Tr.	30	74	1	0	0,1	○●○
Butterkäse 45 % F. i. Tr.	30	90	1	0	0,1	○●○
Butterkäse 50 % F. i. Tr.	30	97	1	0	0,1	○●○
Butterkäse 60 % F. i. Tr.	30	114	1	0	0,1	○●○
Butterkeks	5	24	0	0	0,0	●○○
Butterkuchen	100	376	8	0	0,2	●○○
Buttermilch	200	72	0	0	0,0	○●○
Buttermilch mit Fruchtzubereitung	200	150	0	0	0,0	○●○
Buttermilchgelee mit Erdbeeren	250	205	5	0	0,1	○●○
Buttermilchkaltschale	350	193	0	0	0,0	○●○
Buttermilchspeise	250	263	3	0	0,0	○●○
Buttermilchsuppe	350	217	4	0	0,0	○●○
Butterpilz	100	11	17	0	0,2	○○●
Butterpilz, getrocknet	25	29	43	0	0,4	○○●
Butterpilz, Konserve, netto	100	11	18	0	0,2	○○●
Butterreis	250	318	23	0	0,1	●○○
Butterschmalz	15	132	0	0	0,2	●○○
Cabanossi	150	677	42	201	0,6	●○○
Calvados	20	63	0	0	0,0	●○○
Camembert 20 % F. i. Tr.	30	53	1	0	0,0	○●○
Camembert 30 % F. i. Tr.	30	63	1	0	0,1	○●○
Camembert 40 % F. i. Tr.	30	80	1	0	0,1	○●○
Camembert 45 % F. i. Tr.	30	86	1	0	0,1	○●○
Camembert 50 % F. i. Tr.	30	93	1	0	0,1	○●○

Produktbezeichnung	Portion in g	kcal pro Portion	Purin in mg	Arachidons. in mg	Omega-3-FS in g	Anti-Entz.-Faktor
Camembert 60 % F. i. Tr.	30	109	1	0	0,1	🔴
Camembert 70 % F. i. Tr.	30	122	1	0	0,2	🔴
Camembert, gebacken	140	400	8	28	0,4	🔴
Cannelloni alla napoletana	350	480	18	25	0,4	🟡
Cannelloni, überbacken	350	515	46	154	0,4	🟡
Carissa	125	100	6	0	0,1	🔴
Cashewmus	20	123	3	0	0,0	🟢
Cashewnuss	20	114	0	0	0,0	🟡
Cashewnuss, geröstet und gesalzen	20	117	0	0	0,0	🟡
Cervelatwurst	30	111	13	7	0,1	🟡
Cevapcici mit Reis und Zwiebeln	150	354	48	17	0,2	🟡
Champagner	100	79	0	0	0,0	🔴
Champignon	100	15	20	0	0,1	🟢
Champignon, gegart	100	15	22	0	0,1	🟢
Champignon, getrocknet	25	53	70	0	0,4	🟢
Champignon, Konserve, netto	100	14	21	0	0,1	🟢
Champignoncremesuppe	320	102	3	42	0,1	🟡
Champignoncremesuppe, Trockenprodukt	25	98	8	0	2,8	🔴
Champignonpastete mit Mürbeteig	200	630	52	132	0,6	🔴
Champignons, gefüllt	250	308	80	118	0,5	🟡
Champignons in Sahnesoße	250	178	43	0	0,4	🔴
Champignonsoße mit Sahne und Weißwein	60	55	2	5	0,0	🔴
Cheddar 50 % F. i. Tr.	30	122	1	0	0,1	🟡
Cheeseburger	117	302	22	15	0,2	🔴
Cherimoya	125	81	6	0	0,0	🟡
Cherry Brandy	20	61	0	0	0,0	🔴
Chester 20 % F. i. Tr.	30	74	1	0	0,0	🟡
Chester 30 % F. i. Tr.	30	88	1	0	0,1	🟡
Chester 45 % F. i. Tr.	30	110	1	0	0,1	🟡

Produktbezeichnung	Portion in g	kcal pro Portion	Purin in mg	Arachidons. in mg	Omega-3-FS in g	Anti-Entz.-Faktor
Chester 50 % F. i. Tr.	30	118	1	0	0,1	🟡
Chicorée	50	9	3	0	0,0	🟢
Chicorée mit Käse überbacken	150	108	6	0	0,1	🟡
Chicoréesalat mit Dressing	150	165	5	0	0,1	🟡
Chili con carne	250	200	33	10	0,2	🟡
Chili-Gewürz	1	3	1	0	0,0	🟡
Chilisoße mit Tomaten	20	25	5	0	0,0	🟢
Chinakohl, gegart	150	18	14	0	0,1	🟢
Chinakohl	150	21	12	0	0,1	🟢
Chinesische Suppe	350	273	74	88	0,2	🟡
Clementine	40	18	3	0	0,0	🟡
Clementine, Konserve, netto	125	100	8	0	0,0	🔴
Clementinennektar	200	124	8	0	0,0	🔴
Clementinensaft	200	88	14	0	0,1	🟡
Cocktaildressing, Fertigprodukt	25	144	1	5	0,1	🟡
Cocktailkirsche	25	66	1	0	0,0	🔴
Cocktailwürstchen, Konserve	10	30	3	2	0,0	🔴
Cognac	20	47	0	0	0,0	🔴
Cola	200	122	6	0	0,0	🔴
Cola, kalorienarm	200	8	0	0	0,0	🟡
Cordon bleu vom Kalb	150	275	57	120	0,2	🟡
Cordon bleu vom Schwein	150	326	66	36	0,2	🟡
Corned Beef	30	42	14	17	0,0	🟡
Corned Beef, deutsch, Konserve	150	189	51	44	0,1	🟡
Cornflakes	30	107	8	0	0,0	🔴
Cornflakes mit Milch und Zucker	150	287	8	0	0,0	🔴
Couscous	250	565	30	0	0,2	🟡
Crème fraîche 30 % Fett	25	72	0	0	0,1	🔴
Crème fraîche 40 % Fett	25	93	0	0	0,1	🔴

Produktbezeichnung	Portion in g	kcal pro Portion	Purin in mg	Arachidons. in mg	Omega-3-FS in g	Anti-Entz.-Faktor
Cremeeis	75	141	0	27	0,2	🔴
Cremespeisenpulver	3	11	0	0	0,0	🔴
Cremetorte, Biskuit	100	316	2	12	0,3	🔴
Cremetorte, Rührteig	100	261	4	15	0,2	🔴
Crêpes Suzette	200	378	10	34	0,3	🔴
Croissant	70	356	10	749	0,8	🔴
Croque Mozzarella mit Tomaten	200	416	16	22	0,3	🔴
Croque Salami mit Salat und Tomate	170	425	37	36	0,2	🔴
Croque Schinken mit Käse, Salat und Tomaten	235	531	49	61	0,3	🟡
Cumberlandsoße	45	90	1	0	0,0	🔴
Curaçao	20	64	0	0	0,0	🔴
Currybratwurst	150	410	41	51	0,3	🔴
Currygrillsoße	20	27	2	0	0,0	🟢
Curryketchup	20	22	5	0	0,0	🔴
Currypulver	1	3	0	0	0,0	🟡
Currysoße, indisch	60	38	2	0	0,0	🟢
Currywurst mit Curryketchup	100	264	28	32	0,2	🔴

D

Produktbezeichnung	Portion in g	kcal pro Portion	Purin in mg	Arachidons. in mg	Omega-3-FS in g	Anti-Entz.-Faktor
Dampfnudeln	110	281	14	9	0,2	🔴
Danablu 50 % F. i. Tr.	30	104	1	0	0,1	🟡
Danbo 45 % F. i. Tr.	30	97	1	0	0,1	🟡
Dattel	100	280	5	0	0,0	🔴
Dattel, getrocknet	25	71	1	0	0,0	🔴
Debreziner	150	495	45	140	0,4	🔴
Debreziner Bohnengulasch	350	322	63	95	0,3	🟡
Dessertpulver für Quarkspeisen	3	11	0	0	0,0	🔴
Dessertwein	50	95	0	0	0,0	🔴
Deutsche Salami	30	110	14	6	0,1	🔴
Diabetiker-Eiswaffeln	20	89	1	6	0,1	🟡
Diabetiker-Haferkeks	20	83	7	1	0,0	🟢

Produktbezeichnung	Portion in g	kcal pro Portion	Purin in mg	Arachi-dons. in mg	Omega-3-FS in g	Anti-Entz.-Faktor
Diabetiker-Karamell-bonbon	3	7	0	0	0,0	● ○ ○
Diabetiker-Nougat	20	115	1	0	0,0	○ ● ○
Diabetiker-Nussnougat-creme	25	130	2	0	0,0	○ ● ○
Diabetiker-Vollkorn-zwieback	10	35	5	0	0,0	○ ○ ●
Diabetiker-Bier, Pils	330	125	10	0	0,0	● ○ ○
Diabetiker-Marmelade mit Fruchtzucker	25	27	1	0	0,0	● ○ ○
Diabetiker-Schokolade	20	82	1	0	0,0	● ○ ○
Diabetiker-Sirup	25	68	0	0	0,0	● ○ ○
Diabetiker-Zucker	5	12	0	0	0,0	● ○ ○
Dicke Bohne	150	126	21	0	0,2	● ○ ○
Dicke Bohne, gegart	150	149	27	0	0,0	○ ● ○
Dicke Bohne, getrocknet	50	163	28	0	0,3	● ○ ○
Dicke Bohne, Konserve, netto	150	108	23	0	0,2	○ ● ○
Dicke Bohnen in heller Soße	250	215	25	50	0,3	○ ● ○
Dicke-Bohnen-Eintopf mit Speck	450	756	117	185	0,3	○ ● ○
Dickmilch 0,3 % Fett	150	51	0	0	0,0	○ ● ○
Dickmilch 1,5 % Fett	150	69	0	0	0,0	○ ● ○
Dickmilch 3,5 % Fett	150	96	0	0	0,1	○ ● ○
Dickmilch 10 % Fett	150	177	0	0	0,2	● ○ ○
Dickmilch mit Früchten 0,3 % Fett	150	110	0	0	0,0	○ ● ○
Dickmilch mit Früchten 1,5 % Fett	150	125	0	0	0,0	○ ● ○
Dickmilch mit Früchten 3,5 % Fett	150	146	0	0	0,1	● ○ ○
Dickmilch mit Müsli	150	186	8	0	0,1	○ ● ○
Dill	5	3	0	0	0,0	○ ○ ●
Dill, getrocknet	1	3	0	0	0,0	○ ○ ●
Dillgurke, sauer	50	4	1	0	0,0	○ ○ ●
Distelöl	12	105	0	0	0,1	○ ● ○

Produktbezeichnung	Portion in g	kcal pro Portion	Purin in mg	Arachidons. in mg	Omega-3-FS in g	Anti-Entz.-Faktor
Dominosteine	48	185	3	0	0,1	rot
Donauwellen	70	218	3	7	0,2	rot
Döner-Kebab	350	665	88	200	0,4	gelb
Doppelbock	330	205	17	0	0,0	rot
Dörrpflaumenkompott	250	173	18	0	0,1	gelb
Dosenschinken	30	36	14	16	0,0	gelb
Dresdner Stollen	100	408	18	0	0,3	rot
Dukatenplätzchen	50	258	3	8	0,2	rot

E

Produktbezeichnung	Portion in g	kcal pro Portion	Purin in mg	Arachidons. in mg	Omega-3-FS in g	Anti-Entz.-Faktor
Eclairs mit Sahne	100	294	3	26	0,3	rot
Edamer 30 % F. i. Tr.	30	77	1	0	0,1	gelb
Edamer 40 % F. i. Tr.	30	95	1	0	0,1	gelb
Edamer 45 % F. i. Tr.	30	106	1	0	0,1	gelb
Edelkastanie, geröstet	60	143	0	0	0,6	gelb
Edelkastanie, gegart	60	101	0	0	0,0	gelb
Edelkastanienmehl	10	18	0	0	0,0	rot
Edelkastanienmus	20	36	0	0	0,0	gelb
Edelpilzkäse 45 % F. i. Tr.	30	91	1	0	0,1	gelb
Edelpilzkäse 50 % F. i. Tr.	30	107	1	0	0,1	gelb
Edelpilzkäse 60 % F. i. Tr.	30	128	1	0	0,2	rot
Ei	60	92	1	56	0,2	grün
Ei, gebraten	60	98	1	59	0,2	gelb
Eier mit Senfsoße	130	163	3	62	0,4	gelb
Eier, pochiert (Verlorene Eier)	120	185	2	112	0,5	grün
Eier, russisch	120	242	28	100	1,2	gelb
Eierflockensuppe	330	112	3	63	0,2	gelb
Eierlikör	20	57	5	9	0,0	rot
Eierpfannkuchen	250	525	10	80	0,7	gelb
Eierpfannkuchen mit Äpfeln	270	359	11	27	0,2	gelb
Eierstich, Suppeneinlage	30	33	0	14	0,1	gelb
Eigelb	22	77	0	58	0,2	grün
Einfacheiscreme	75	97	0	0	0,0	rot
Eintopf mit Birnen, Kartoffeln und Fleisch	450	351	54	50	0,1	gelb

Produktbezeichnung	Portion in g	kcal pro Portion	Purin in mg	Arachidons. in mg	Omega-3-FS in g	Anti-Entz.-Faktor
Eintopf mit Gemüse	450	243	41	0	0,3	🟡
Eis mit Sahne	100	136	0	0	0,1	🔴
Eis mit Sahne und Früchten	150	189	2	0	0,2	🔴
Eisbaisertorte	250	595	3	15	0,4	🔴
Eisbecher Birne Helene	300	549	6	0	0,4	🔴
Eisbecher mit Sahne und Früchten	350	693	4	25	0,7	🔴
Eisbecher Pfirsich Melba	250	445	5	0	0,2	🔴
Eisbein, gepökelt, gekocht	250	363	88	268	0,2	🟡
Eisbein, Haxe, gegart, i. D.	175	383	98	261	0,2	🟡
Eisbergsalat	50	7	2	0	0,0	🟢
Eisbock	330	287	13	0	0,0	🔴
Eiscreme	75	120	0	0	0,0	🔴
Eiskaffee	250	573	0	10	0,7	🔴
Eiskonfekt	12	63	0	0	0,0	🔴
Eiswein, Beerenauslese	130	127	0	0	0,0	🔴
Eiszapfen, weiß	100	14	3	0	0,0	🟡
Eiweiß	38	19	0	1	0,0	🔴
Elisenlebkuchen	25	103	2	5	0,0	🟡
Emmentaler 45 % F. i. Tr.	30	115	1	0	0,1	🟡
Endivien	50	6	2	0	0,0	🟢
Ente, gebraten, mit Orangensoße	300	654	96	42	0,3	🟡
Ente, mit Haut, gegart	150	261	80	11	0,1	🟡
Entenei	50	92	1	60	0,3	🟡
Entenfett	15	132	0	0	0,1	🔴
Entenklein	150	365	56	29	0,2	🔴
Entenklein, gegart	150	266	83	14	0,1	🟡
Entenleber	125	164	104	218	0,2	🟡
Entenschenkel, gegart	150	273	83	14	0,1	🟡
Erbse, gekeimt	100	32	4	0	0,0	🟡
Erbse, grün, getrocknet, gegart	150	158	111	0	0,0	🟡
Erbsen-Mais-Gemüse, gedünstet	250	298	73	0	0,4	🟢

Produktbezeichnung	Portion in g	kcal pro Portion	Purin in mg	Arachidons. in mg	Omega-3-FS in g	Anti-Entz.-Faktor
Erbsen und Möhren in heller Soße	250	135	20	0	0,2	🟢
Erbseneintopf mit Würstchen	450	405	50	41	0,2	🟡
Erbsenpüree von Trockenerbsen	250	235	45	18	0,1	🟡
Erbsensuppe	400	244	56	28	0,1	🟡
Erbsensuppe mit Speck	400	344	48	24	0,2	🟡
Erbsensuppe, püriert	350	294	74	46	1,6	🟡
Erbswurst	30	92	7	8	0,1	🟡
Erdbeerbowle	200	158	4	0	0,0	🔴
Erdbeercreme	200	322	10	0	0,4	🔴
Erdbeere, Konserve, netto	125	83	6	0	0,1	🔴
Erdbeere	125	40	10	0	0,1	🟡
Erdbeereis	100	105	3	0	0,1	🔴
Erdbeerkonfitüre	25	67	1	0	0,0	🔴
Erdbeersahnetorte	100	202	3	6	0,2	🔴
Erdnuss	20	112	5	0	0,1	🟢
Erdnuss, dragiert	25	133	5	0	0,1	🟡
Erdnuss, geröstet und gesalzen	20	114	5	0	0,1	🟡
Erdnuss, geröstet	20	116	5	0	0,1	🟡
Erdnusskrokant	20	87	1	0	0,0	🔴
Erdnussbutter	20	119	5	0	0,0	🟡
Erdnussflips	25	132	3	122	0,1	🟡
Erdnussmus	20	116	5	0	0,1	🟡
Erdnussmus, gesalzen	20	113	5	0	0,1	🟡
Erdnussöl	12	105	0	228	0,1	🟡
Erdnussplätzchen	50	260	5	4	0,2	🔴
Esrom 45 % F. i. Tr.	30	94	1	0	0,1	🟡
Essig/Weinesseig	15	3	0	0	0,0	🟢
Essig-Kräuter-Soße	45	239	0	0	0,1	🟡
Essigmarinade	45	136	0	0	0,1	🟡
Estragon	5	2	0	0	0,0	🟢
Estragon, getrocknet	1	3	1	0	0,0	🟡

Produktbezeichnung	Portion in g	kcal pro Portion	Purin in mg	Arachidons. in mg	Omega-3-FS in g	Anti-Entz.-Faktor
Fasan	150	203	56	15	0,5	● ○ ○
Feige	20	13	1	0	0,0	○ ● ○
Feige, getrocknet	25	71	6	0	0,0	○ ● ○
Felchen, gegart	180	140	124	79	1,0	○ ○ ●
Felchen, geräuchert	75	81	72	47	0,6	○ ○ ●
Feldsalat	50	7	4	0	0,1	○ ○ ●
Fenchel	150	38	8	0	0,1	○ ○ ●
Fenchel, gegart	150	33	9	0	0,1	○ ○ ●
Fenchelgemüse, gedünstet	200	106	10	0	0,2	○ ○ ●
Fenchelsamen, frisch	5	17	1	0	0,0	○ ● ○
Ferkel, mf.	150	266	74	164	0,2	○ ● ○
Feta	30	71	3	0	0,1	○ ● ○
Filetsteak, gebraten	200	296	68	66	0,2	○ ● ○
Filetsteak mit Kräuterbutter	200	548	80	60	0,5	○ ● ○
Fisch in Gelee	125	233	54	58	1,4	○ ● ○
Fisch, TK, paniert	150	177	53	26	0,2	○ ● ○
Fischauflauf mit Gemüse	300	213	66	93	0,8	○ ● ○
Fischbrühe	300	69	3	39	0,1	○ ● ○
Fischcurry mit Soße	300	297	99	33	0,7	○ ● ○
Fischfilet Müllerin	230	412	101	810	2,1	○ ● ○
Fischfilet, paniert	200	346	82	34	0,4	○ ● ○
Fischfrikadelle	120	190	37	100	0,6	○ ● ○
Fischfrikassee mit Soße	300	321	84	201	1,4	○ ○ ●
Fischkroketten	180	193	86	40	0,4	○ ● ○
Fischsalat mit Gemüse und Mayonnaise	100	94	25	8	0,2	○ ● ○
Fischsalat mit Salatsoße	100	189	48	17	0,4	○ ● ○
Fischstäbchen, gebraten	150	290	54	27	0,3	○ ● ○
Fischstäbchen, TK	150	177	53	26	0,2	○ ● ○
Fischsuppe, gebunden	400	492	48	68	0,7	○ ○ ●
Fladenbrot	50	118	7	12	0,0	○ ● ○
Flädle, Trockenprodukt	60	211	12	2	0,0	○ ● ○
Flädlesuppe	330	221	7	40	0,1	○ ● ○
Flammeri mit Erdbeeren	250	360	5	40	0,4	○ ● ○

Produktbezeichnung	Portion in g	kcal pro Portion	Purin in mg	Arachidons. in mg	Omega-3-FS in g	Anti-Entz.-Faktor
Fleischextrakt	5	9	28	0	0,0	🟡
Fleisch-Gemüse-Pie	200	442	44	16	0,4	🔴
Fleischbrühe, klar	300	147	36	60	0,1	🟡
Fleischbrühe mit Gemüse	350	140	21	60	0,1	🟡
Fleischbrühe mit Nudeln	330	215	40	56	0,1	🟡
Fleischbrühe, Würfel	5	7	2	0	0,0	🔴
Fleischkäse, einfach	30	95	11	6	0,1	🔴
Fleischkäse, grob	30	81	12	18	0,1	🔴
Fleischkäse im Teigmantel	200	710	62	26	0,5	🔴
Fleischklößchen	50	96	10	18	0,1	🟡
Fleischpastete	350	875	77	287	0,8	🔴
Fleischpirogge mit Sauerkraut	350	592	49	95	0,3	🔴
Fleischsuppe, klar, Brühwürfel	5	7	2	0	0,0	🔴
Fleischtomate	150	26	5	0	0,0	🟢
Fleischwurst	30	85	8	4	0,1	🔴
Fleischwurst im Blätterteig	200	662	52	118	0,6	🔴
Flunder, gebraten	250	368	105	230	1,9	🟡
Flunder, gegart	180	83	34	74	0,6	🟡
Flusskrebs, gegart	100	92	20	28	0,3	🟡
Flusskrebs, Konserve in Öl, netto	60	92	11	6	0,1	🟢
Fondant	20	71	0	0	0,0	🔴
Fondantkonfekt	20	76	0	0	0,0	🔴
Forelle, blau	200	236	220	112	1,2	🟢
Forelle, gegart	180	115	101	68	0,8	🟢
Forelle, geräuchert	75	90	79	53	0,6	🟢
Forelle Müllerin	200	354	198	98	1,3	🟡
Forelle, paniert	200	376	158	100	1,1	🟡
Forellenfilet	150	170	149	101	1,1	🟢
Forellenfilet, gegart	150	185	173	87	1,0	🟢
Frankfurter Kranz	70	254	1	8	0,2	🔴
Frankfurter Würstchen	100	276	33	52	0,2	🔴

Produktbezeichnung	Portion in g	kcal pro Portion	Purin in mg	Arachidons. in mg	Omega-3-FS in g	Anti-Entz.-Faktor
French-Dressing, Fertigprodukt	25	52	0	0	0,0	○ ● ○
Frikadelle	70	109	29	31	0,1	○ ● ○
Frischkäse 50 % F. i. Tr.	30	84	0	0	0,1	● ○ ○
Frischkäse 60 % F. i. Tr.	30	101	0	0	0,1	● ○ ○
Frischkäse 70 % F. i. Tr.	30	113	0	0	0,1	● ○ ○
Frischkäse mit Kräutern Magerstufe	30	27	0	0	0,0	○ ● ○
Frischkäse mit Kräutern 60 % F. i. Tr.	30	75	0	0	0,1	● ○ ○
Frischkäsezubereitung 10 % F. i. Tr.	30	25	0	0	0,0	● ○ ○
Frischkäsezubereitung 20 % F. i. Tr.	30	32	0	0	0,0	● ○ ○
Frischkäsezubereitung 30 % F. i. Tr.	30	34	0	0	0,0	● ○ ○
Frischkäsezubereitung 40 % F. i. Tr.	30	45	0	0	0,0	● ○ ○
Frischkäsezubereitung 45 % F. i. Tr.	30	49	0	0	0,1	● ○ ○
Frischkäsezubereitung 50 % F. i. Tr.	30	85	0	0	0,1	● ○ ○
Frischkäsezubereitung 60 % F. i. Tr.	30	102	0	0	0,1	● ○ ○
Frittierfett	15	132	0	0	0,3	● ○ ○
Fruchtdickmilch mit Süßstoff	150	93	0	0	0,1	○ ● ○
Früchtebrot	45	158	6	6	0,0	○ ● ○
Früchtebrot, Rührteig	70	245	10	10	0,1	○ ● ○
Früchtecreme	200	228	4	0	0,1	● ○ ○
Fruchteis	75	99	2	0	0,0	● ○ ○
Früchtemüsli	40	136	13	1	0,1	○ ● ○
Früchtequark	250	258	5	0	0,0	● ○ ○
Früchtetee	125	1	0	0	0,0	○ ● ○
Fruchtgummi	5	9	1	0	0,0	○ ● ○
Fruchtjoghurt mit Süßstoff	150	96	0	0	0,1	○ ● ○
Fruchtquark mit Süßstoff	150	110	0	0	0,0	○ ● ○

Produktbezeichnung	Portion in g	kcal pro Portion	Purin in mg	Arachidons. in mg	Omega-3-FS in g	Anti-Entz.-Faktor
Fruchtsaftgetränk Zitrus, kalorienarm	200	24	2	0	0,0	○●○
Fruchtsaftgetränk Trauben	200	124	4	0	0,0	●○○
Fruchtsaftgetränk Beerenobst	200	102	0	0	0,0	●○○
Fruchtsaftgetränk Zitrus	200	94	2	0	0,0	●○○
Fruchtsaftlikör	20	61	0	0	0,0	●○○
Fruchtschaumdessert aus Pulver	150	164	0	0	0,0	●○○
Fruchtschnitten	50	157	4	0	0,1	○●○
Fruchtsirup	25	72	1	0	0,0	●○○
Fruchtzucker	5	20	0	0	0,0	●○○
Frühlingsquark mit Kartoffeln und Butter	400	412	8	0	0,3	●○○
Frühlingsrolle mit Gemüsefüllung	150	305	26	8	0,4	○●○
Frühlingssuppe, klar	350	175	25	39	0,1	○●○
Frühstücksfleisch	30	87	10	41	0,1	●○○
G						
Gaisburger Marsch, Konserve	500	720	120	40	0,4	○●○
Gans	150	507	86	0	0,3	●○○
Gans, gegart	150	419	128	0	0,2	●○○
Gänsebraten mit Soße	300	975	162	0	0,5	●○○
Gänseei	65	116	1	72	0,3	●○○
Gänsekeule, überbacken, mit Soße	300	561	111	21	0,3	●○○
Gänseklein, gegart	150	437	120	0	0,2	○●○
Gänseleber	125	164	104	203	0,2	○●○
Gänseleber in Aspik	30	35	22	38	0,0	○●○
Gänseleberpastete	30	74	22	63	0,1	○●○
Gänseleberwurst mit Trüffeln	30	76	23	65	0,1	○●○
Gänseschmalz	15	132	0	0	0,2	●○○
Garnele	100	102	22	24	0,5	○○●

Produktbezeichnung	Portion in g	kcal pro Portion	Purin in mg	Arachidons. in mg	Omega-3-FS in g	Anti-Entz.-Faktor
Garnelencremesuppe, Konserve	250	520	45	48	1,1	○ ○ ●
Garnelensuppe, Konserve	250	220	48	53	1,0	○ ○ ●
Gartenkürbis	150	20	3	0	0,1	○ ○ ●
Gartenkürbis, gesäuert	50	4	1	0	0,0	○ ○ ●
Gartenkürbis, Konserve, netto	150	14	3	0	0,1	○ ○ ●
Gazpacho	350	67	4	0	0,1	○ ● ○
Geflügelbrühe	300	240	51	69	0,3	○ ● ○
Geflügelcremesuppe	350	210	14	56	0,2	○ ● ○
Geflügeldöner	350	574	102	67	0,2	○ ● ○
Geflügelkraftbrühe	300	294	63	210	0,3	○ ● ○
Geflügelkroketten	200	350	52	66	0,4	○ ● ○
Geflügelmortadella	30	52	14	38	0,0	○ ● ○
Geflügelsalat mit Walnüssen und Sahne	100	262	30	100	1,0	○ ● ○
Gekochte Eier	60	92	1	56	0,2	○ ○ ●
Gelatine	1	3	0	0	0,0	● ○ ○
Gelee, extra	25	65	1	0	0,0	● ○ ○
Geleefrüchte	25	82	0	0	0,0	● ○ ○
Gemüse, überbacken, in Käsesoße	350	312	39	21	0,3	○ ● ○
Gemüsebratlinge	200	264	18	0	0,6	○ ● ○
Gemüsebrühe	300	57	3	0	0,0	○ ○ ●
Gemüseburger	200	236	16	20	0,2	○ ● ○
Gemüsecremesuppe	350	130	11	0	0,1	○ ● ○
Gemüseeintopf	350	252	81	46	0,2	○ ● ○
Gemüsemischung, gegart	150	51	30	0	0,1	○ ○ ●
Gemüsemischung, Konserve, netto	150	48	29	0	0,1	○ ○ ●
Gemüseplatte mit Kartoffeln	250	200	23	0	0,2	○ ● ○
Gemüsereis	250	228	20	0	0,1	○ ● ○
Gemüsesalat, gegart, mit Mayonnaise	150	131	29	3	0,1	○ ● ○
Gemüsesalat, gegart, mit Joghurtdressing	150	62	29	0	0,1	○ ○ ●

Produktbezeichnung	Portion in g	kcal pro Portion	Purin in mg	Arachidons. in mg	Omega-3-FS in g	Anti-Entz.-Faktor
Gemüsesalat, gegart, mit Essigmarinade	150	57	29	0	0,1	🟢
Gemüsesuppe, italienisch	350	133	25	0	0,1	🟢
Gemüsesuppe mit Graupen	450	189	23	45	0,1	🟡
Gemüsetrunk	200	24	14	0	0,0	🟢
Gemüsezwiebel	80	22	4	0	0,0	🟡
Genever	20	39	0	0	0,0	🔴
Germknödel	330	842	40	10	0,5	🟡
Gerste Vollkorn	40	128	14	0	0,0	🟡
Gerste, Vollkorn, gegart	180	184	25	0	0,1	🟡
Gerstenbrot	45	95	6	0	0,0	🟡
Gerstenflocken	40	126	11	0	0,0	🟡
Gerstenmehl	10	34	3	0	0,0	🟡
Gerstensuppe Bündner Art	350	116	14	11	0,1	🟡
Getränkepulver Orange	25	96	0	0	0,0	🔴
Getreidebratlinge	200	236	28	10	0,3	🟡
Getreidesprossen	12	8	1	0	0,0	🟡
Gewürzgurke	50	8	2	0	0,0	🟡
Gewürzkuchen, Rührteig	70	252	4	11	0,2	🔴
Gewürzmischung, chinesisch	1	3	0	0	0,0	🟡
Gin	20	52	0	0	0,0	🔴
Glühwein	200	210	0	0	0,0	🔴
Glutamat	0,5	2	0	0	0,0	🔴
Glutenfleisch, braun	30	41	9	0	0,0	🔴
glutenfr. Biskuit	20	99	0	0	0,0	🟡
glutenfr. Brot, dunkel	45	100	0	0	0,0	🔴
glutenfr. Gewürzgebäck	20	86	1	0	0,0	🟡
glutenfr. Hirsemüsli	40	123	10	0	0,1	🟡
glutenfr. Hirsebrot	45	114	6	0	0,0	🟡
glutenfr. Kastanienbrot	45	80	1	0	0,0	🔴
glutenfr. Knusperbrot	10	27	2	0	0,0	🟡
glutenfr. Körnerbrot	45	98	3	0	0,4	🟡
glutenfr. Löffelbiskuit	20	84	0	10	0,1	🔴

Produktbezeichnung	Portion in g	kcal pro Portion	Purin in mg	Arachi-dons. in mg	Omega-3-FS in g	Anti-Entz.-Faktor
glutenfr. Maiskeks	20	88	1	0	0,0	🟡
glutenfr. Mehl	10	35	0	0	0,0	🔴
glutenfr. Mehlmischung für Brot	10	35	0	0	0,0	🔴
glutenfr. Müslikeks	20	86	4	0	0,0	🟢
glutenfr. Nudeln, roh	60	213	0	0	0,0	🔴
glutenfr. Paniermehl	8	30	1	0	0,0	🟡
glutenfr. Plätzchen	20	47	0	0	0,0	🔴
glutenfr. Rosinenbrot	45	123	3	0	0,0	🟡
glutenfr. Schokokeks	20	87	1	0	0,0	🟡
glutenfr. Toastbrot	30	86	1	0	0,0	🟡
glutenfr. Waffeln	20	102	0	0	0,0	🟡
glutenfr. Weißbrot	40	97	1	0	0,0	🔴
glutenfr. Zitronenkeks	20	102	0	0	0,0	🟡
glutenfr. Zwieback	10	44	2	1	0,0	🟢
Goldbackfisch TK	150	225	51	383	1,0	🟡
Gorgonzola	30	107	1	0	0,1	🔴
Gouda 30 % F. i. Tr.	30	77	1	0	0,1	🟡
Gouda 40 % F. i. Tr.	30	90	1	0	0,1	🟡
Gouda 45 % F. i. Tr.	30	110	1	0	0,1	🟡
Gouda 60 % F. i. Tr.	30	126	1	0	0,2	🟡
Grahambrot	40	85	8	1	0,0	🟢
Granatapfel	125	98	6	0	0,1	🟡
Granatapfelsaft	200	154	10	0	0,1	🟡
Grand Marnier	20	64	0	0	0,0	🔴
Grapefruit	100	50	5	0	0,0	🔴
Grapefruitkonfitüre	25	69	1	0	0,0	🔴
Grapefruitnektar	200	128	6	0	0,0	🔴
Grapefruitsaft	200	96	10	0	0,0	🟡
Graubrot	45	95	6	0	0,0	🟡
Graupen, Perlgraupen	20	68	7	0	0,0	🟡
Graupensuppe	350	172	14	46	0,1	🟡
Greyerzer 50 % F. i. Tr.	30	122	1	0	0,1	🟡
Grießbrei	200	146	4	8	0,1	🟡
Grießflammeri mit Mandeln	250	400	8	35	0,3	🟡

Produktbezeichnung	Portion in g	kcal pro Portion	Purin in mg	Arachidons. in mg	Omega-3-FS in g	Anti-Entz.-Faktor
Grießklößchensuppe	350	504	28	70	0,5	○ ● ○
Grießklöße	250	378	15	25	0,3	○ ● ○
Grießnockerln	30	133	3	9	0,0	○ ● ○
Grießpudding	250	545	13	43	0,3	○ ● ○
Grießschnitten	250	435	13	18	0,2	○ ● ○
Grießsuppe aus Milch	350	340	4	0	0,2	○ ● ○
Grießsuppe mit Gemüseeinlage	400	188	16	36	0,2	○ ● ○
Grillsoße, Barbecue	20	29	4	0	0,0	○ ● ○
Grillsoße, mexikanisch	20	12	3	0	0,0	○ ○ ●
Grillsteak	250	398	128	100	0,1	○ ● ○
Grüne-Bohnen-Eintopf mit Hammel	450	378	77	50	0,5	○ ● ○
Grüne-Bohnen-Eintopf mit Rind	450	275	63	27	0,4	○ ● ○
Grüne Soße	45	106	0	0	0,6	○ ● ○
Grünkern-Gemüsebratlinge	200	288	24	28	0,2	○ ○ ●
Grünkern, Vollkorn	40	130	17	2	0,0	○ ● ○
Grünkern, Vollkorn, gegart	180	187	29	2	0,0	○ ● ○
Grünkernsuppe	350	347	11	0	0,3	○ ● ○
Grünkohl, gegart	150	42	14	0	0,4	○ ○ ●
Grünkohl, Konserve, netto	150	50	15	0	0,4	○ ○ ●
Grünkohl	150	56	15	0	0,5	○ ○ ●
Grünkohleintopf mit Schweinebauch	450	522	68	477	1,0	○ ● ○
Grünkohleintopf mit Kochwurst	450	392	41	122	0,8	○ ● ○
Grützblutwurst	30	72	12	20	0,1	○ ● ○
Guave	100	38	5	0	0,1	○ ○ ●
Guave, Konserve, netto	100	76	4	0	0,0	○ ● ○
Guavennektar	200	102	2	0	0,0	○ ● ○
Gulaschsuppe	400	248	20	160	0,2	○ ● ○
Gulaschsuppe, Konserve	250	275	58	90	0,2	○ ● ○
Gummibonbons	5	9	1	0	0,0	○ ● ○
Gurke	150	14	3	0	0,0	○ ● ○
Gurke, gegart	150	18	5	0	0,1	○ ○ ●

Produktbezeichnung	Portion in g	kcal pro Portion	Purin in mg	Arachidons. in mg	Omega-3-FS in g	Anti-Entz.-Faktor
Gurke, Konserve, netto	150	15	5	0	0,1	🟢
Gurke, sauer	50	4	1	0	0,0	🟡
Gurke, süß-sauer	50	9	4	0	0,0	🟡
Gurkenrahmsuppe mit Dill	300	126	6	0	0,2	🟡
Gurkensalat mit Dressing	150	62	3	0	0,1	🟡
Gurkensalat mit Joghurt	150	87	3	0	0,1	🟢
Gurkentrunk	200	8	2	0	0,0	🟢

H

Produktbezeichnung	Portion in g	kcal pro Portion	Purin in mg	Arachidons. in mg	Omega-3-FS in g	Anti-Entz.-Faktor
Hackbällchen auf Tomate	250	323	33	30	0,3	🟢
Hackbraten mit Soße	380	680	95	61	0,7	🟡
Hackfleisch, Schwein	100	250	43	18	0,2	🟡
Hackfleisch, Schwein, gegart	100	264	61	16	0,1	🟡
Hackfleisch, gemischt	100	221	39	16	0,2	🟡
Hacksteak, gegart	200	402	74	20	0,3	🟡
Hafer, gegart	180	207	23	4	0,1	🟡
Hafer, Vollkorn	40	141	14	3	0,0	🟡
Haferbrei	250	403	13	23	0,3	🔴
Haferflocken	40	148	13	3	0,0	🟡
Haferflocken, gegart	80	63	7	2	0,0	🟡
Haferflocken, Vollkorn	40	148	13	3	0,0	🟡
Haferflockennussgebäck	50	237	6	6	0,2	🟡
Haferflockenplätzchen	50	209	7	9	0,2	🟡
Hafergrütze	40	148	18	2	0,0	🟡
Hafergrütze, gegart	180	194	29	4	0,0	🟡
Hafervollkornbrot	50	103	11	1	0,0	🟡
Hagebutte	125	135	6	0	0,2	🟡
Hagebutte, gegart	125	140	6	0	0,2	🟡
Hagebuttenkonfitüre	25	74	1	0	0,0	🔴
Hähnchen, gegart	150	284	78	266	0,2	🟡
Hähnchen, gegrillt	250	435	108	365	0,3	🟡
Hähncheninnereien, gegart	125	184	116	201	0,2	🟡
Hähnchenbrust	150	153	90	20	0,0	🟡
Hähnchenflügel	150	312	80	453	0,3	🟡

Produktbezeichnung	Portion in g	kcal pro Portion	Purin in mg	Arachidons. in mg	Omega-3-FS in g	Anti-Entz.-Faktor
Hähnchenklein, gegart	150	342	105	449	0,3	● ○ ○
Hähnchenleber, gegart	125	184	116	201	0,2	○ ● ○
Hähnchenschenkel, gegart	150	321	86	321	0,2	○ ● ○
Halbbitterkuvertüre	25	99	2	0	0,0	● ○ ○
Hallimasch	100	15	17	0	0,3	○ ○ ●
Halwa	50	190	1	0	0,0	● ○ ○
Hamburger	103	253	23	18	0,2	● ○ ○
Hamburger Aalsuppe	400	328	48	92	0,5	○ ○ ●
Hamburger Pfannfisch	250	268	50	103	0,8	○ ● ○
Hammelbraten, mf.	125	278	54	61	0,4	○ ● ○
Hammelbrust, gegart	125	256	73	119	0,2	○ ● ○
Hammelfilet, gegart	125	188	86	44	0,1	○ ● ○
Hammelkeule, gegart	125	339	66	216	0,3	○ ● ○
Hammelkotelett, mf., gegart	150	389	122	212	0,3	○ ● ○
Hammellende, gegart	125	186	85	45	0,1	○ ● ○
Hammeltalg	15	110	0	0	0,3	● ○ ○
Hartkaramelle, gefüllt	5	18	0	0	0,0	● ○ ○
Hase, gegart, i. D.	150	230	77	77	0,5	○ ● ○
Haselnusskrokant	20	90	1	0	0,0	○ ● ○
Haselnuss	20	127	3	0	0,0	○ ● ○
Haselnussberge	50	234	3	6	0,1	○ ● ○
Haselnusscreme-Dessert	200	472	2	40	0,6	○ ● ○
Haselnussflammeri	250	320	3	18	0,1	○ ● ○
Haselnusskugeln	50	263	4	4	0,2	○ ● ○
Haselnussmark, ungezuckert	20	130	3	0	0,0	○ ● ○
Haselnussmus	20	130	3	0	0,0	○ ● ○
Haselnussöl	12	106	0	0	0,0	○ ● ○
Hasenbraten mit Soße	200	340	50	152	6,0	● ○ ○
Hasenpfeffer mit Soße	350	536	109	119	1,0	○ ● ○
Hasenragout	350	214	53	60	0,3	○ ● ○
Hausmacher-Blutwurst	30	103	2	0	0,1	● ○ ○
Hausmacher-Leberwurst, Konserve	30	90	14	38	0,1	○ ● ○

Produktbezeichnung	Portion in g	kcal pro Portion	Purin in mg	Arachidons. in mg	Omega-3-FS in g	Anti-Entz.-Faktor
Hausmacher-Sülze, Konserve	30	83	12	23	0,1	● ○ ○
Havarti 45 % F. i. Tr.	30	97	1	0	0,1	○ ● ○
Hecht, gegart	180	90	50	34	0,2	○ ○ ●
Hechtfilet, gegart	150	140	81	39	0,2	○ ○ ●
Hechtfilet, paniert	200	338	78	58	0,4	○ ● ○
Hefe, frisch	5	4	11	0	0,0	○ ● ○
Hefeaufstrichpaste mit Kräutern	20	39	10	0	0,0	○ ○ ●
Hefeaufstrichpaste mit Champignons	20	38	10	0	0,0	○ ○ ●
Hefeaufstrichpaste mit Olive	20	50	7	0	0,0	○ ● ○
Hefeaufstrichpaste mit Getreide	20	38	5	0	0,0	○ ● ○
Hefeboller	50	161	3	4	0,1	● ○ ○
Hefebrühe-Extrakt mit Gemüse, gekörnt	5	12	2	0	0,0	○ ● ○
Hefeextrakt, Hefeaufstrich	20	63	8	0	0,0	○ ● ○
Hefeflocken	3	11	18	0	0,0	○ ○ ●
Hefegranulat	5	18	25	0	0,0	○ ○ ●
Hefeklöße aus dem Backofen	180	502	27	13	0,1	● ○ ○
Hefeplinsen	150	338	14	303	0,5	● ○ ○
Hefeteig	100	302	14	8	0,2	● ○ ○
Hefeweizenbier	330	125	17	0	0,0	● ○ ○
Hefezopf	100	302	12	16	0,2	● ○ ○
Heidelbeere	125	53	9	0	0,2	○ ● ○
Heidelbeere, gegart	125	55	9	0	0,2	○ ● ○
Heidelbeere, Konserve, netto	125	93	6	0	0,1	○ ● ○
Heidelbeerkonfitüre extra, mit Süßstoff	25	17	1	0	0,0	○ ● ○
Heidelbeerkonfitüre	25	68	1	0	0,0	● ○ ○
Heidesand	50	231	3	0	0,3	● ○ ○
Heilbutt, gegart	180	158	94	171	0,6	○ ● ○

Produktbezeichnung	Portion in g	kcal pro Portion	Purin in mg	Arachidons. in mg	Omega-3-FS in g	Anti-Entz.-Faktor
Heilbutt, gegrillt	200	342	110	208	0,9	gelb
Heilbutt, gekocht	200	222	130	244	0,8	gelb
Heilbutt, geräuchert	75	77	45	83	0,3	gelb
Heilbutt, paniert	200	360	92	188	0,8	gelb
Heilbuttfilet	150	146	86	156	0,5	gelb
Heilbuttfilet, gegart	150	168	99	186	0,6	gelb
Hering, gegart	180	286	97	113	2,8	gelb
Hering, geräuchert	75	163	56	64	1,6	gelb
Hering, grün, gegrillt	200	502	148	176	4,4	gelb
Hering, Konserve, netto	65	132	45	52	1,3	gelb
Hering, Konserve in Öl, netto	60	124	41	19	0,5	grün
Heringsfilet, frisch	150	309	105	122	3,1	gelb
Heringsfilet, gegart	150	356	119	141	3,6	gelb
Heringsfilet in Dillrahmcreme	90	155	35	41	1,0	grün
Heringsfilet in Kräuterbuttercreme	90	185	35	41	1,1	grün
Heringsfilet in Sahnemeerrettich	90	158	35	41	1,0	grün
Heringsfilet in Tomatensoße	90	166	52	58	1,5	grün
Heringsfilet in Senfcreme	90	158	35	41	1,1	gelb
Heringsfilet Matjesart	90	188	68	75	1,9	gelb
Heringsfilet mit Remouladensoße	230	458	106	122	3,1	grün
Heringsfilet, paniert	250	658	140	185	4,3	gelb
Heringssalat mit Äpfeln und Zwiebeln	150	266	83	93	2,4	gelb
Heringssalat mit Roter Bete und Äpfeln	150	228	23	29	0,9	gelb
Himbeere	125	43	8	0	0,1	grün
Himbeere, Konserve, netto	125	85	5	0	0,1	gelb
Himbeergeist	20	48	0	0	0,0	rot
Himbeerkompott	250	165	10	0	0,1	gelb
Himbeerkonfitüre	25	67	1	0	0,0	rot
Himbeersaft	200	78	12	0	0,1	grün

Produktbezeichnung	Portion in g	kcal pro Portion	Purin in mg	Arachidons. in mg	Omega-3-FS in g	Anti-Entz.-Faktor
Himmel und Erde	350	245	21	14	0,1	● ○ ○
Himmel und Erde mit Blutwurst	350	574	18	0	0,4	● ○ ○
Hinterschinken	30	36	14	16	0,0	○ ● ○
Hirsch, gegart, i. D.	150	224	78	29	0,1	○ ● ○
Hirschbraten mit Soße	400	352	64	76	0,3	○ ● ○
Hirschhornsalz	1	2	0	0	0,0	○ ● ○
Hirschkotelett mit Pfifferlingen	350	515	88	35	0,8	○ ● ○
Hirse	20	66	4	0	0,0	○ ● ○
Hirse, gegart	180	205	20	0	0,1	○ ● ○
Hirse-Vollkornflocken	40	142	11	0	0,0	○ ● ○
Hirseflocken	40	142	11	0	0,0	○ ● ○
Hirsevollkornbrot	50	109	10	1	0,0	○ ● ○
Holunderbeere	125	60	14	0	0,2	○ ○ ●
Holunderbeere, gegart	125	63	15	0	0,2	○ ○ ●
Holunderbeersaft	200	100	24	0	0,3	○ ○ ●
Holundersuppe mit Äpfeln und Klößen	350	210	11	7	0,2	○ ● ○
Holundersuppe mit Äpfeln	350	165	11	0	0,1	○ ● ○
Holzofenbrot	45	95	6	0	0,0	○ ● ○
Honig	25	77	0	0	0,0	● ○ ○
Honigkuchen	70	251	4	8	0,1	○ ● ○
Honigmelone	125	33	10	0	0,0	○ ● ○
Huhn in Currysoße, Konserve	150	216	45	188	0,2	● ○ ○
Hühnerbrühe, gekörnt	3	4	1	0	0,0	● ○ ○
Hühnerbrühe mit Nudeln	330	287	50	63	0,3	○ ● ○
Hühnerbrühe mit Reis	350	123	14	35	0,1	○ ● ○
Hühnerfrikassee	450	608	108	162	0,9	● ○ ○
Hühnerpastete	30	78	12	52	0,1	● ○ ○
Hühnersuppe, gebunden	350	249	25	70	0,2	○ ● ○
Hummer	100	86	39	19	0,3	○ ○ ●
Hummer, gegart	100	88	40	20	0,3	○ ○ ●
Hummersalat mit Mayonnaise	150	194	39	17	0,5	○ ○ ●

Produktbezeichnung	Portion in g	kcal pro Portion	Purin in mg	Arachidons. in mg	Omega-3-FS in g	Anti-Entz.-Faktor
Hummersuppe	400	492	48	68	0,7	🟢
Husarenkrapfen	50	267	4	124	0,2	🔴
Hüttenkäse Magerstufe	30	24	0	0	0,0	🟡
Hüttenkäse 10 % F. i. Tr.	30	27	0	0	0,0	🟡
Hüttenkäse 20 % F. i. Tr.	30	31	0	0	0,0	🔴
I						
Ingwer, kandiert	25	65	1	0	0,0	🔴
Ingwerknolle	5	3	0	0	0,0	🟡
Ingwerpulver	1	3	0	0	0,0	🟡
Irish Stew	400	352	56	40	0,5	🟢
Italian Dressing	60	305	1	0	0,3	🟡
J						
Jacobsmuschel	100	77	110	31	0,2	🟢
Jagdwurst	30	65	12	17	0,0	🔴
Jagdwurst, fettarm	30	62	12	15	0,0	🟡
Jägergrillsoße	20	22	3	0	0,0	🟡
Jägerpilzsuppe	320	102	6	61	0,3	🟡
Jägerschnitzel	150	173	45	50	0,4	🟡
Jägersoße	60	44	4	11	0,2	🟡
Jarlsberg 45 % F. i. Tr.	30	105	1	0	0,1	🟡
Jerome 45 % F. i. Tr.	30	95	1	0	0,1	🟡
Jodiertes Salz	0,5	0	0	0	0,0	🟡
Joghurt 0,3 % Fett	150	57	0	0	0,0	🟡
Joghurt 1,5 % Fett	150	69	0	0	0,0	🟡
Joghurt 3,5 % Fett	150	99	0	0	0,1	🔴
Joghurt 10 % Fett	150	177	0	0	0,2	🔴
Joghurtdressing	60	71	1	0	0,1	🔴
Joghurt mit Früchten 0,3 % Fett	150	114	0	0	0,0	🟡
Joghurt mit Früchten 1,5 % Fett	150	125	0	0	0,0	🟡
Joghurt mit Früchten 3,5 % Fett	150	149	0	0	0,1	🔴
Joghurt mit Müsli	150	189	8	0	0,1	🟡
Joghurt mit Vanille und Nuss	150	171	0	0	0,1	🔴

Produktbezeichnung	Portion in g	kcal pro Portion	Purin in mg	Arachidons. in mg	Omega-3-FS in g	Anti-Entz.-Faktor
Johannisbeere, rot	125	54	6	0	0,0	● grün
Johannisbeere, schwarz	125	71	6	0	0,0	● grün
Johannisbeere, schwarz, Konserve, netto	125	103	5	0	0,0	● gelb
Johannisbeere, weiß	125	64	6	0	0,0	● gelb
Johannisbeere, weiß, Konserve, netto	125	98	5	0	0,0	● rot
Johannisbeerkaltschale	350	193	7	0	0,0	● rot
Johannisbeerkonfitüre, rot	25	68	1	0	0,0	● rot
Johannisbeerkonfitüre, schwarz	25	69	1	0	0,0	● rot
Johannisbeerkuchen, Hefeteig	150	374	12	36	0,3	● rot
Johannisbeernektar, schwarz	200	140	2	0	0,0	● gelb
Johannisbeernektar, rot	200	134	2	0	0,0	● rot
Johannisbeersaft, rot	200	204	8	0	0,1	● gelb
Johannisbeersaft, schwarz	200	228	8	0	0,1	● gelb
Johannisbeersoße	60	64	2	0	0,0	● rot
Johannisbrotkernmehl	10	6	0	0	0,0	● rot

Produktbezeichnung	Portion in g	kcal pro Portion	Purin in mg	Arachidons. in mg	Omega-3-FS in g	Anti-Entz.-Faktor
Kabeljau auf Chinagemüse	300	213	93	30	0,7	● grün
Kabeljau, gegart	180	117	56	25	0,4	● gelb
Kabeljau, gekocht	200	164	78	34	0,5	● gelb
Kabeljau, paniert	200	330	62	48	0,6	● gelb
Kabeljaufilet	150	116	56	24	0,3	● gelb
Kabeljaufilet, gegart	150	135	65	29	0,4	● gelb
Kaffeegetränk	125	3	0	0	0,0	● gelb
Kaffee, Instant-Pulver	3	10	1	0	0,0	● rot
Kaffee mit Kondensmilch	125	8	0	0	0,0	● gelb
Kaffee mit Kondensmilch und Zucker	125	18	0	0	0,0	● rot
Kaffee mit Milch	125	5	0	0	0,0	● gelb
Kaffee mit Milch und Zucker	125	15	0	0	0,0	● rot
Kaffee mit Zucker	125	13	0	0	0,0	● rot

Produktbezeichnung	Portion in g	kcal pro Portion	Purin in mg	Arachidons. in mg	Omega-3-FS in g	Anti-Entz.-Faktor
Kaffee-Zichorien-Pulver	3	6	1	0	0,0	●○○
Kaffeecreme	200	266	2	28	0,2	●○○
Kaffeeersatz-Getränk	125	3	0	0	0,0	○●○
Kaffeeersatz-Pulver	3	10	1	0	0,0	●○○
Kaffeegebäck, Blätterteig	70	302	3	0	0,3	●○○
Kaffeesahne 10 % Fett	5	6	0	0	0,0	●○○
Kaffeesahne 15 % Fett	5	8	0	0	0,0	●○○
Kaffeesahne 20 % Fett	5	10	0	0	0,0	●○○
Kaffeeweißer	3	16	0	0	0,0	●○○
Kaiserreis	200	312	8	0	0,2	●○○
Kaiserschmarrn	250	475	10	58	0,5	●○○
Kakaobutter	20	176	0	0	0,1	●○○
Kakaogetränkepulver, löslich	4	16	0	0	0,0	○●○
Kakaolikör	20	57	0	0	0,0	●○○
Kakaopulver, schwach entölt	4	14	1	0	0,0	○●○
Kakaopulver, stark entölt	4	10	1	0	0,0	○●○
Kakaotrunk, Trinkschokolade	200	262	2	0	0,1	●○○
Kaki	125	89	6	0	0,0	○●○
Kaki, gegart	125	93	6	0	0,0	○●○
Kalb, Innereien, gegart	125	183	120	343	0,2	○●○
Kalbfleisch, ma., gegart	150	206	105	147	0,1	○●○
Kalbfleischpastete	30	69	13	13	0,0	○●○
Kalbfleischsülze	30	33	12	8	0,0	○●○
Kalbfleischsuppe, Trockenprodukt	50	72	15	25	0,0	○●○
Kalbfleischwurst	30	96	8	9	0,1	●○○
Kalbsbraten, gegart	125	171	88	123	0,1	○●○
Kalbsbraten, Konserve	150	144	56	44	0,1	○●○
Kalbsbries, gegart	125	131	611	6	0,1	○●○
Kalbsfilet, gebraten	150	293	99	542	0,2	○●○
Kalbsfilet, gegart	150	213	99	164	0,1	○●○
Kalbsfrikassee	250	228	58	235	0,2	○●○
Kalbsfrikassee, Konserve	150	161	56	35	0,1	○●○

Produktbezeichnung	Portion in g	kcal pro Portion	Purin in mg	Arachidons. in mg	Omega-3-FS in g	Anti-Entz.-Faktor
Kalbsgeschnetzeltes, Zürcher Art	250	325	65	233	0,3	○ ● ○
Kalbsgulasch, gegart	150	228	99	260	0,1	○ ● ○
Kalbshaxe, gegart	150	228	104	150	0,1	○ ● ○
Kalbsherz, gegart	125	138	88	15	0,0	○ ● ○
Kalbskeule, mf., gegart	125	180	88	125	0,1	○ ● ○
Kalbsklößchen	50	96	15	10	0,1	○ ● ○
Kalbskotelett in Rahm	200	268	70	140	0,2	○ ● ○
Kalbskotelett, mf., gegart	150	258	99	384	0,2	○ ● ○
Kalbskotelett mit Champignons	200	216	76	366	0,3	○ ● ○
Kalbskotelett, natur	150	276	99	464	0,2	○ ● ○
Kalbsleber, gebraten	250	380	210	600	0,3	○ ● ○
Kalbsleber, gegart	125	183	120	343	0,2	○ ● ○
Kalbsleberwurst	30	95	16	68	0,1	○ ● ○
Kalbslendchen mit Soße	150	260	48	312	0,3	○ ● ○
Kalbslende, gegart	125	178	83	136	0,1	○ ● ○
Kalbsnacken, Kamm, gegart	125	185	85	105	0,1	○ ● ○
Kalbsniere, gegart	125	145	116	111	0,0	○ ● ○
Kalbsragout mit Champignons und Soße	250	230	70	220	0,2	○ ● ○
Kalbsroulade, mf., gegart	150	216	105	150	0,1	○ ● ○
Kalbsschnitzel, mf., gegart	125	180	88	125	0,1	○ ● ○
Kalbssteak, gegart	150	204	105	126	0,1	○ ● ○
Kalte Ente, Getränk	200	202	0	0	0,0	● ○ ○
Kandierte Früchte	25	66	1	0	0,0	● ○ ○
Kaninchen, mf., gegart	150	282	66	192	1,1	● ○ ○
Kapern	5	21	1	0	0,0	○ ● ○
Kapernsoße	60	52	1	5	0,0	● ○ ○
Karamelcreme	200	216	0	0	0,1	● ○ ○
Karamelflammeri	250	368	0	18	0,1	● ○ ○
Karamelguss	15	51	0	0	0,0	● ○ ○
Karamelsoße	60	96	0	17	0,1	● ○ ○
Karausche, gegart	180	130	59	203	0,5	○ ○ ●
Kardamom	1	3	0	0	0,0	○ ● ○

Produktbezeichnung	Portion in g	kcal pro Portion	Purin in mg	Arachidons. in mg	Omega-3-FS in g	Anti-Entz.-Faktor
Karottensalat, sauer	50	10	2	0	0,0	○ ○ ●
Karpfen, blau	200	234	118	266	0,7	○ ● ○
Karpfen, paniert	200	376	88	206	0,7	○ ● ○
Karpfenfilet	150	174	80	240	0,6	○ ● ○
Kartoffel	200	142	10	0	0,0	○ ● ○
Kartoffel, gegart	200	138	10	0	0,0	○ ● ○
Kartoffel, Konserve, netto	150	96	8	0	0,0	○ ● ○
Kartoffel, ungeschält, gegart	240	137	10	0	0,0	○ ● ○
Kartoffel-Lauchcreme-Suppe mit Speck	400	324	60	60	0,4	● ○ ○
Kartoffel-Lauchcreme-Suppe	350	277	49	112	0,3	○ ● ○
Kartoffel-Möhren-Eintopf mit Schwein	450	338	59	50	0,2	○ ● ○
Kartoffel-Spinat-Auflauf	350	319	25	28	0,4	○ ● ○
Kartoffelauflauf	350	536	11	74	0,7	● ○ ○
Kartoffelbrei	250	198	10	0	0,1	○ ● ○
Kartoffelbreipulver	25	82	5	0	0,0	○ ● ○
Kartoffelchips	25	134	6	0	1,2	○ ● ○
Kartoffelflocken, Trockenprodukt	30	98	6	0	0,0	○ ● ○
Kartoffelgratin	350	375	14	0	0,3	● ○ ○
Kartoffelkloß, Trockenprodukt	30	98	4	0	0,0	● ○ ○
Kartoffelklöße halb und halb	200	188	12	4	0,0	○ ● ○
Kartoffelklöße aus rohen Kartoffeln	200	158	8	0	0,1	○ ● ○
Kartoffelklöße mit Backobst	250	300	15	5	0,1	● ○ ○
Kartoffelkroketten	250	340	15	470	0,5	● ○ ○
Kartoffelomelette mit Tomate und Zwiebeln	550	495	22	33	0,5	○ ● ○
Kartoffelpuffer	200	306	12	10	0,3	● ○ ○
Kartoffelpüree	250	270	10	0	0,2	● ○ ○
Kartoffelpüree aus Pulver	250	240	8	0	0,2	● ○ ○

Produktbezeichnung	Portion in g	kcal pro Portion	Purin in mg	Arachidons. in mg	Omega-3-FS in g	Anti-Entz.-Faktor
Kartoffelsalat mit Dressing	250	268	10	5	0,1	○ ● ○
Kartoffelsalat mit grüner Gurke und Öl	250	198	10	0	0,1	○ ● ○
Kartoffelsalat mit Mayonnaise	250	253	13	0	0,2	● ○ ○
Kartoffelstärke	10	34	0	0	0,0	● ○ ○
Kartoffelsticks	25	123	7	0	0,9	● ○ ○
Kartoffelsuppe	400	168	8	0	0,1	○ ● ○
Kartoffelsuppe mit Gemüse	400	228	16	28	0,2	○ ● ○
Kartoffelsuppe mit Wurst	400	344	32	28	0,2	● ○ ○
Kartoffelsuppe mit Speck und Zwiebeln	400	200	16	44	0,1	● ○ ○
Kartoffelwurst	30	91	6	23	0,1	○ ● ○
Hartkäse Magerstufe	30	50	1	0	0,0	○ ● ○
Hartkäse 30 % F. i. Tr.	30	107	1	0	0,1	○ ● ○
Hartkäse 45 % F. i. Tr.	30	115	1	0	0,1	○ ● ○
Hartkäse 50 % F. i. Tr.	30	122	1	0	0,1	○ ● ○
Käse im Blätterteig	150	531	8	39	0,8	● ○ ○
Käse-Wurst-Salat mit Essigmarinade	150	314	18	11	0,2	○ ● ○
Käsecremesuppe mit Schmelzkäse	320	320	3	0	0,2	● ○ ○
Käsefondue	270	683	5	43	0,7	○ ● ○
Käsegebäck, Blätterteig	70	369	4	0	0,4	● ○ ○
Käseklößchen	30	119	1	6	0,1	● ○ ○
Käseknusperchen, Mürbeteig	50	252	8	8	0,4	○ ● ○
Käsekuchen, Mürbeteig	100	276	4	20	0,2	● ○ ○
Käsenockerln	200	466	6	48	0,5	○ ● ○
Käsesahnetorte	120	251	1	23	0,2	● ○ ○
Käsesalat	150	318	8	0	0,3	○ ● ○
Käseschinkenwurst	30	70	12	17	0,0	○ ● ○
Käsesoße	60	67	1	0	0,0	● ○ ○
Käsesoufflee	140	416	3	48	0,6	● ○ ○
Käsespätzle	200	398	8	30	0,4	● ○ ○

Produktbezeichnung	Portion in g	kcal pro Portion	Purin in mg	Arachidons. in mg	Omega-3-FS in g	Anti-Entz.-Faktor
Käsesuppe, italienisch	320	218	3	74	0,2	🟡
Käsetoast	100	298	6	43	0,4	🟡
Käsetorte, Mürbeteig	120	331	5	24	0,3	🔴
Käsetorte, Rührteig	100	342	7	10	0,3	🟡
Kasseler Aufschnitt	30	52	11	15	0,0	🟡
Kasseler im Teigmantel	300	678	81	141	0,8	🔴
Kasseler Pirogge	350	707	70	88	0,4	🔴
Katenrauchwurst	30	110	14	30	0,1	🔴
Katfisch, gegart	180	90	38	59	0,4	🟢
Katfischfilet	150	132	56	87	0,5	🟢
Katfischfilet, gegart	150	155	65	105	0,6	🟢
Kathrinchen	50	191	4	4	0,1	🔴
Kaugummi	3	12	0	0	0,0	🔴
Kaviar, echt	5	13	2	17	0,2	🟢
Kaviarersatz	5	5	2	3	0,0	🟢
Kefir 0,3 % Fett	150	57	0	0	0,0	🟡
Kefir 1,5 % Fett	150	75	0	0	0,0	🟡
Kefir 3,5 % Fett	150	99	0	0	0,1	🔴
Kefir mit Früchten 0,3 % Fett	150	114	0	0	0,0	🟡
Kefir mit Früchten 1,5 % Fett	150	129	0	0	0,0	🟡
Kefir mit Früchten 3,5 % Fett	150	149	0	0	0,1	🔴
Kerbel	5	2	0	0	0,0	🟢
Kerbel, getrocknet	1	2	0	0	0,0	🟢
Kichererbse, frisch	60	161	26	0	0,0	🟢
Kichererbse, getrocknet	50	163	60	0	0,8	🟢
Kichererbse, gegart	150	171	27	0	0,0	🟢
Kichererbse, gekeimt	100	32	4	0	0,0	🟡
Kichererbse, Konserve, netto	150	101	17	0	0,0	🟢
Kichererbseneintopf mit Gemüse	450	270	36	0	0,2	🟢
Kidneybohne, getrocknet	150	377	74	0	0,8	🟡
Kidneybohne, Konserve, netto	150	95	18	0	0,2	🟡

Produktbezeichnung	Portion in g	kcal pro Portion	Purin in mg	Arachidons. in mg	Omega-3-FS in g	Anti-Entz.-Faktor
Kirsche, kandiert	25	66	1	0	0,0	●○○
Kirsche, sauer, Konserve, netto	125	110	5	0	0,1	●○○
Kirsche, sauer	120	70	6	0	0,1	●○○
Kirsche, süß	120	76	6	0	0,1	●○○
Kirsche, süß, Konserve, netto	125	114	5	0	0,0	●○○
Kirschgrütze	250	188	5	0	0,1	●○○
Kirschkaltschale	350	354	14	0	0,1	●○○
Kirschkompott	250	200	10	0	0,1	●○○
Kirschkonfitüre	25	69	1	0	0,0	●○○
Kirschmichel	250	495	18	20	0,3	○●○
Kirschnektar, sauer	200	122	4	0	0,0	●○○
Kirschsaft, sauer	200	116	10	0	0,1	●○○
Kirschstrudel	150	326	9	0	0,3	●○○
Kirschtorte, Mürbeteig	120	358	6	16	0,4	●○○
Kirschwasser	20	48	0	0	0,0	●○○
Kiwi	45	27	3	0	0,0	○●○
Klaffmuschel	100	65	100	45	0,2	○○●
Klaffmuschel, gegart	100	66	102	47	0,3	○○●
Klare Brühe mit Reis und Gemüse	350	126	18	35	0,1	○●○
Klare Brühe mit Eierstich	330	195	36	79	0,2	○●○
Klarer	20	37	0	0	0,0	●○○
Klippfisch	150	237	114	51	0,7	○●○
Knäckebrot	10	36	2	4	0,0	○●○
Knäckebrot mit Ölsamen	10	37	2	3	0,0	○●○
Knackwurst	100	283	30	18	0,2	●○○
Knoblauch	2	3	0	0	0,0	○●○
Knoblauchbutter	20	114	0	0	0,2	●○○
Knoblauchpulver	1	4	0	0	0,0	○●○
Knoblauchwurst	150	498	41	143	0,4	●○○
Kochbanane	100	123	8	0	0,0	●○○
Kochbanane, gegart	125	160	11	0	0,0	●○○
Kochkäse Magerstufe	30	25	0	0	0,0	○●○
Kochkäse 10 % F. i. Tr.	30	31	0	0	0,0	○●○

Produktbezeichnung	Portion in g	kcal pro Portion	Purin in mg	Arachidons. in mg	Omega-3-FS in g	Anti-Entz.-Faktor
Kochkäse 20 % F. i. Tr.	30	37	0	0	0,0	○●○
Kochkäse 30 % F. i. Tr.	30	50	0	0	0,0	●○○
Kochmettwurst	30	87	11	53	0,1	○●○
Kochsalami	100	321	31	18	0,2	●○○
Kochwurst	100	328	47	217	0,3	○●○
Kohlgemüse	150	38	11	0	0,1	○○●
Kohlrabi	150	38	15	0	0,0	○○●
Kohlrabi, gedünstet, mit Sahne	250	233	23	0	0,3	○●○
Kohlrabi, gegart	150	30	17	0	0,0	○○●
Kohlrabigemüse mit Soße	250	93	23	8	0,1	○○●
Kohlroulade, Konserve	250	215	38	40	0,3	○●○
Kohlroulade mit Hackfüllung	300	240	42	12	0,2	○○●
Kohlrübe	150	41	11	0	0,1	○●○
Kohlrübe, gegart	150	33	11	0	0,1	○●○
Kokosfett, gehärtet	20	176	0	0	0,0	●○○
Kokosmakronen	25	110	0	0	0,0	●○○
Kokosmilch	100	24	0	0	0,0	○●○
Kokosnuss	50	179	0	0	0,0	●○○
Kokosnussraspeln	10	61	0	0	0,0	●○○
Kölsch	330	152	13	0	0,0	●○○
Kommissbrot	40	84	6	0	0,0	○●○
Kondensmilch 4 % Fett	15	17	0	0	0,0	○●○
Kondensmilch 7,5 % Fett	15	20	0	0	0,0	●○○
Kondensmilch 10 % Fett	15	26	0	0	0,0	●○○
Konfitüre, einfach	25	70	1	0	0,0	●○○
Konfitüre, extra	25	65	1	0	0,0	●○○
Königsberger Klops mit Kapernsoße	260	361	42	44	0,4	○●○
Königskuchen	70	244	8	11	0,2	●○○
Kopfsalat	50	6	2	0	0,0	○○●
Kopfsalat mit Dressing	100	110	2	0	0,1	○●○
Koriander	1	3	0	0	0,0	○●○
Krabben	100	91	49	20	0,4	○○●

Produktbezeichnung	Portion in g	kcal pro Portion	Purin in mg	Arachidons. in mg	Omega-3-FS in g	Anti-Entz.-Faktor
Krabbencocktail mit Mayonnaise	150	240	29	9	0,5	grün
Krabben, Konserve, netto	65	47	25	10	0,2	grün
Kräcker	25	94	4	23	0,0	rot
Kraftbrühe	300	159	30	144	0,1	gelb
Kraftbrühe mit pochiertem Ei	330	234	26	185	0,4	gelb
Kraftbrühe mit Flädle	330	244	26	145	0,3	gelb
Kraftbrühe mit Gemüsewürfeln	350	182	39	144	0,2	gelb
Kraftbrühe mit Nudeln	330	208	30	135	0,1	gelb
Krakauer	30	90	9	23	0,1	gelb
Krapfen	200	342	14	2	0,0	rot
Kräuterbutter	20	129	0	0	0,2	rot
Kräuteressig	15	3	0	0	0,0	gelb
Kräuterleberwurst	30	102	12	60	0,1	gelb
Kräutermischung	5	2	0	0	0,0	grün
Kräutersalz	0,5	0	0	0	0,0	grün
Kräutertee	125	1	0	0	0,0	gelb
Kräutertee mit Zucker	125	11	0	0	0,0	gelb
Krautgulasch mit Soße	400	280	48	52	0,2	gelb
Krautroulade mit Tomatenreisfüllung	300	171	21	9	0,2	grün
Krautsalat mit Speck und Zwiebeln	100	93	9	22	0,1	grün
Krautspätzle	200	272	20	30	0,3	gelb
Krebse in Dill	200	270	28	42	0,5	gelb
Krebssuppe	400	492	56	120	0,9	grün
Krebstiere, gegart	100	93	50	21	0,4	grün
Kresse	150	57	15	0	0,9	grün
Kresse, gegart	150	62	18	0	1,0	gelb
Kresse, getrocknet	1	3	1	0	0,0	grün
Kressetrunk	200	26	8	0	0,4	grün
Kreuzkümmel	1	4	1	0	0,0	gelb
Krokant	20	90	1	0	0,0	gelb
Küchenkräuter	5	3	0	0	0,0	grün
Kümmel	1	4	1	0	0,0	gelb

Produktbezeichnung	Portion in g	kcal pro Portion	Purin in mg	Arachidons. in mg	Omega-3-FS in g	Anti-Entz.-Faktor
Kümmelstange	70	326	8	10	0,4	● ○ ○
Kumquat	125	85	6	0	0,0	● ○ ○
Kumquatkonfitüre	25	70	1	0	0,0	● ○ ○
Kunsthonig	25	84	0	0	0,0	● ○ ○
Kunstspeiseeis	75	46	0	0	0,0	● ○ ○
Kürbis, gegart	150	41	5	0	0,1	○ ● ○
Kürbis, gesäuert	50	7	1	0	0,0	○ ● ○
Kürbiskern	20	112	0	0	0,1	○ ○ ●
Kürbiskernöl	12	105	0	0	0,1	● ○ ○
Kürbiskompott	250	105	5	0	0,1	● ○ ○
Kürbissuppe	350	53	4	0	0,1	○ ● ○
Kurkumagewürz	1	4	0	0	0,0	○ ● ○
Kutteln, Rind, gegart	125	123	69	8	0,0	○ ● ○

L

Produktbezeichnung	Portion in g	kcal pro Portion	Purin in mg	Arachidons. in mg	Omega-3-FS in g	Anti-Entz.-Faktor
Labskaus, Konserve	500	515	90	105	0,3	○ ● ○
Labskaus mit Roter Bete	350	396	81	140	1,1	○ ● ○
Lachs	150	197	86	44	1,7	○ ○ ●
Lachs, gegart	180	144	61	20	0,8	○ ● ○
Lachs, gekocht	200	398	116	60	2,6	○ ○ ●
Lachs, geräuchert	75	104	45	23	0,9	○ ○ ●
Lachsfilet	150	168	71	24	0,9	○ ● ○
Lachsfilet, gegart	150	195	81	29	1,1	○ ● ○
Lachsschinkenpastete	30	75	12	24	0,1	● ○ ○
Lakritze	25	94	2	0	0,0	● ○ ○
Lammfilet	150	225	107	50	0,1	○ ● ○
Lammfleischsalami	30	105	16	8	0,1	○ ● ○
Lammkotelett	200	502	166	262	0,4	○ ● ○
Landjäger	150	684	39	171	0,6	● ○ ○
Landmettwurst	30	93	15	24	0,1	● ○ ○
Languste	100	102	20	32	0,4	○ ● ○
Lasagne al forno	350	525	53	88	0,5	○ ● ○
Lasagne mit Spinat	350	518	39	39	0,7	○ ● ○
Lauchcremesuppe	350	319	18	46	0,3	● ○ ○
Lauchgemüse, gedünstet	250	138	33	0	0,4	○ ○ ●
Lauchgemüse in heller Soße	250	135	20	0	0,3	○ ○ ●

Produktbezeichnung	Portion in g	kcal pro Portion	Purin in mg	Arachidons. in mg	Omega-3-FS in g	Anti-Entz.-Faktor
Lauchsalat mit Dressing	130	88	17	0	0,1	○○●
Lauchsalat mit Speckmarinade	130	49	20	16	0,1	○○●
Lauchsuppe	350	294	11	14	0,2	○●○
Lauchsuppe, passiert	350	319	14	35	0,2	●○○
Lauchzwiebel	30	13	2	0	0,0	○○●
Laugengebäck	50	170	7	34	0,0	○●○
Leberkäse	30	81	10	10	0,1	●○○
Leberkäse, gebraten	130	369	46	44	0,3	●○○
Leberklößchen	50	70	21	72	0,1	○●○
Leberspätzlesuppe mit Fleischbrühe	350	133	18	88	0,1	○●○
Lebertran	15	132	0	114	3,0	○●○
Leberwurst, einfach	30	99	13	74	0,1	●○○
Leberwurst, fein	30	98	14	65	0,1	○●○
Leberwurst, fettarm	30	81	15	49	0,1	○●○
Leberwurst, frisch erhitzt	100	319	49	263	0,3	○●○
Leberwurst, grob	30	97	15	80	0,1	○●○
leicht und cross	6	21	2	0	0,0	○●○
Leinöl	12	105	0	0	6,4	○○●
Leinsamen	20	74	7	0	3,3	○●○
Leinsamen, geschrotet	20	76	7	0	3,4	○●○
Leipziger Allerlei	250	95	38	0	0,2	○○●
Leng, gegart	180	113	59	20	0,2	○●○
Lengfilet, gegart	150	144	75	27	0,3	○●○
Liebesperlen	25	95	0	0	0,0	●○○
Liebstöckel	5	2	0	0	0,0	○○●
Liegnitzer	60	224	4	5	0,1	●○○
Likörwein	50	77	0	0	0,0	●○○
Limabohne	150	98	50	0	0,1	○○●
Limabohne, gegart	150	98	56	0	0,1	○○●
Limabohne, getrocknet	50	155	84	0	0,2	○●○
Limabohne, getrocknet, gegart	150	120	72	0	0,1	○○●
Limabohne, Konserve, netto	150	81	53	0	0,1	○○●

Produktbezeichnung	Portion in g	kcal pro Portion	Purin in mg	Arachidons. in mg	Omega-3-FS in g	Anti-Entz.-Faktor
Limburger 20 % F. i. Tr.	30	56	2	0	0,0	○●○
Limburger 30 % F. i. Tr.	30	66	2	0	0,1	○●○
Limburger 40 % F. i. Tr.	30	81	2	0	0,1	●○○
Limburger 45 % F. i. Tr.	30	86	2	0	0,1	●○○
Limburger 50 % F. i. Tr.	30	94	1	0	0,1	●○○
Limburger 60 % F. i. Tr.	30	112	1	0	0,1	●○○
Limette	125	59	9	0	0,5	○●○
Limettensaft	200	184	12	0	0,5	○●○
Limonade, kalorienarm	200	6	0	0	0,0	○●○
Limonade, koffeinhaltig	200	122	6	0	0,0	●○○
Limonade mit Fruchtsäften	200	100	0	0	0,0	●○○
Limonade mit Fruchtgeschmack	200	84	0	0	0,0	●○○
Limonade mit Kohlensäure	200	84	0	0	0,0	●○○
Linsen	150	464	101	0	0,2	○●○
Linsen, gegart	150	173	38	0	0,1	○●○
Linsen, gekeimt	100	119	4	0	0,0	○●○
Linsen, Konserve, netto	150	116	26	0	0,0	○●○
Linseneintopf	450	374	77	36	0,2	○●○
Linseneintopf mit Blutwurst und Backpflaumen	450	720	68	50	0,4	●○○
Linseneintopf mit Speck	450	392	54	113	0,3	○●○
Linseneintopf mit Würstchen	450	531	99	50	0,3	○●○
Linsengemüse mit Speck	250	420	45	58	0,4	●○○
Linsensuppe	400	260	56	56	0,1	○●○
Linsensuppe mit gepökeltem Schwein	450	279	59	36	0,1	○●○
Linsensuppe, süß-sauer	400	248	32	68	0,1	○●○
Linzer Torte	120	500	7	17	0,3	○●○
Litchi	125	95	6	0	0,0	○●○
Litchi, Konserve, netto	125	123	5	0	0,0	●○○
Löffelbiskuit	5	21	0	3	0,0	●○○
Loganbeere	125	33	6	0	0,0	○○●
Loganbeere, gegart	125	34	8	0	0,0	○○●

Produktbezeichnung	Portion in g	kcal pro Portion	Purin in mg	Arachidons. in mg	Omega-3-FS in g	Anti-Entz.-Faktor
Loganbeere, Konserve, netto	125	88	5	0	0,0	● (gelb)
Loosbrot	45	85	9	0	0,0	● (gelb)
Lorbeer	1	0	0	0	0,0	● (gelb)
Lotoswurzel	150	119	8	0	0,0	● (gelb)
Löwenzahn	150	81	30	0	0,4	● (grün)
Löwenzahn, gegart	150	78	38	0	0,4	● (grün)
Löwenzahntrunk	200	36	16	0	0,2	● (grün)
Luan-Dressing, süß-sauer	45	32	2	0	0,0	● (rot)
Luzernesprossen	12	4	1	0	0,0	● (gelb)

Produktbezeichnung	Portion in g	kcal pro Portion	Purin in mg	Arachidons. in mg	Omega-3-FS in g	Anti-Entz.-Faktor
Macadamianuss	20	135	0	0	0,2	● (rot)
Macadamianuss, geröstet und gesalzen	20	138	0	0	0,2	● (rot)
Madeirasoße	60	35	1	6	0,0	● (rot)
Madeirawein	50	84	0	0	0,0	● (rot)
Magermilchpulver	10	37	0	0	0,0	● (gelb)
Maggi	0,5	1	0	0	0,0	● (rot)
Mais	150	134	21	0	0,0	● (gelb)
Mais, gegart	150	134	24	0	0,0	● (gelb)
Mais, gesäuert	50	22	4	0	0,0	● (gelb)
Mais, Konserve, netto	150	114	23	0	0,0	● (gelb)
Mais, Vollkorn, getrocknet	40	132	8	0	0,0	● (grün)
Mais, Vollkorn, getrocknet, gegart	150	161	12	0	0,0	● (grün)
Maisfladenbrot	45	100	3	0	0,0	● (gelb)
Maisgrieß	40	138	4	0	0,0	● (rot)
Maiskeimöl	12	106	0	0	0,1	● (gelb)
Maismehl	10	35	1	0	0,0	● (gelb)
Maisstärke	20	70	0	0	0,0	● (rot)
Maisvollkornbrot	50	107	9	1	0,0	● (grün)
Majoran	5	2	1	0	0,0	● (gelb)
Majoran, getrocknet	1	3	1	0	0,0	● (gelb)
Makkaroni mit Tomatensoße	250	345	18	15	0,2	● (gelb)

Produktbezeichnung	Portion in g	kcal pro Portion	Purin in mg	Arachidons. in mg	Omega-3-FS in g	Anti-Entz.-Faktor
Makkaroni mit vier Käsesorten	250	455	13	3	0,3	● ○ ○
Makkaroniauflauf mit Schinken	350	543	39	60	0,4	● ○ ○
Makrele, gegart	180	234	61	139	2,8	○ ● ○
Makrele, geräuchert	75	144	38	85	1,7	○ ● ○
Makrele, Konserve in Öl, netto	60	118	28	25	0,5	○ ● ○
Makrele, paniert	150	368	59	143	2,8	○ ● ○
Makrelenfilet, gegart	150	315	83	188	3,9	○ ● ○
Makronen	10	45	1	0	0,0	○ ● ○
Makronentorte	120	532	7	12	0,5	○ ● ○
Malzbier	330	182	26	0	0,0	● ○ ○
Malzkaffee	125	3	0	0	0,0	○ ● ○
Malzkaffeepulver	3	9	1	0	0,0	● ○ ○
Malzzucker	5	20	0	0	0,0	● ○ ○
Mandarine	40	20	3	0	0,0	○ ● ○
Mandarine, Konserve, netto	125	104	8	0	0,0	● ○ ○
Mandarinennektar	200	128	8	0	0,0	● ○ ○
Mandarinensaft	200	94	14	0	0,1	○ ● ○
Mandel	20	114	3	0	0,1	○ ○ ●
Mandel, dragiert	25	134	3	0	0,1	○ ○ ●
Mandel, geröstet	20	117	2	0	0,1	○ ○ ●
Mandel, geröstet und gesalzen	20	115	2	0	0,1	○ ○ ●
Mandelbrot, Hefeteig	100	377	12	5	0,2	○ ● ○
Mandelgebäck, Mürbeteig	50	252	4	3	0,2	○ ● ○
Mandelhörnchen	50	176	3	12	0,2	○ ● ○
Mandellikör	20	64	0	0	0,0	● ○ ○
Mandelmakronen	25	115	2	0	0,0	○ ● ○
Mandelmehl	10	60	1	0	0,0	○ ○ ●
Mandelmus	20	119	3	0	0,1	○ ○ ●
Mandelmus, gesalzen	20	117	3	0	0,1	○ ○ ●
Mandelöl	12	106	0	0	0,0	○ ● ○
Mandelsandtorte	120	521	6	25	0,7	○ ● ○

Produktbezeichnung	Portion in g	kcal pro Portion	Purin in mg	Arachidons. in mg	Omega-3-FS in g	Anti-Entz.-Faktor
Mandelsoße	60	69	1	0	0,0	🟢
Mandeltorte, Mürbeteig	100	460	6	17	0,4	🟡
Mango	125	75	6	0	0,1	🟡
Mangochutney	20	28	1	0	0,0	🔴
Mango, gegart	125	79	8	0	0,1	🟡
Mango, Konserve, netto	125	111	5	0	0,1	🟡
Mangold	150	38	29	0	0,2	🟢
Mangold, gegart	150	39	36	0	0,2	🟢
Mangold, Konserve, netto	150	33	29	0	0,2	🟢
Mangonektar	200	124	4	0	0,0	🟡
Mangosaft	200	120	10	0	0,1	🟡
Maniok	200	274	10	0	0,0	🟡
Maniokpulver	20	68	2	0	0,0	🟡
Maraschinolikör	20	64	0	0	0,0	🔴
Margarine aus Sojaöl	20	144	0	0	0,4	🔴
Margarine, halbfett	20	72	0	0	0,2	🟡
Margarine, pflanzlich	20	142	0	0	0,5	🟡
Markerbsen	150	123	75	0	0,0	🟡
Markklößchen	50	210	4	17	0,3	🔴
Markklößchen, Konserve	50	205	4	18	0,3	🔴
Marmelade	25	70	1	0	0,0	🔴
Marmelade aus Beeren mit Fruchtzucker	25	25	1	0	0,0	🔴
Marmelade mit Süßstoff	25	17	1	0	0,0	🟡
Marmelade aus Steinobst mit Fruchtzucker	25	27	1	0	0,0	🔴
Marmit aus Zitrusfrüchten mit Fruchtzucker	25	27	1	0	0,0	🔴
Marmorkuchen	70	274	3	15	0,2	🔴
Maronencreme, süß	25	67	0	0	0,0	🔴
Marseiller Fischsuppe, Konserve	250	163	65	50	1,1	🟢
Marshmallow	5	17	0	0	0,0	🔴
Marzipan	15	69	1	0	0,0	🟡
Marzipanplundergebäck	70	263	5	6	0,2	🟡
Marzipanrohmasse	15	77	1	0	0,0	🟡

Produktbezeichnung	Portion in g	kcal pro Portion	Purin in mg	Arachidons. in mg	Omega-3-FS in g	Anti-Entz.-Faktor
Marzipanmonde	50	236	4	0	0,1	○ ● (gelb) ○
Marzipanstollen	100	389	13	3	0,2	○ ● (gelb) ○
Mate-Tee	125	0	0	0	0,0	○ ● (gelb) ○
Matjeshering, gesalzen	75	212	60	95	2,4	○ ● (gelb) ○
Matjeshering, Hausfrauenart	250	485	98	153	3,9	○ ● (gelb) ○
Matjeshering, Konserve in Öl, netto	60	147	45	30	0,8	○ ● (gelb) ○
Matjeshering mit Zwiebeln	250	635	180	283	7,1	○ ● (gelb) ○
Maulbeere	125	55	6	0	0,0	○ ○ ● (grün)
Maulbeere, Konserve, netto	125	100	5	0	0,0	○ ● (gelb) ○
Maultaschen, schwäbisch, mit Röstzwiebeln	250	383	33	63	0,4	○ ● (gelb) ○
Mayonnaise 80 % Fett	15	111	0	0	0,2	○ ● (gelb) ○
Mayonnaise, leicht	15	55	0	4	0,0	○ ● (gelb) ○
Mayonnaise-Salatdressing	15	59	1	0	0,1	○ ● (gelb) ○
Meeresfrüchtecocktail	150	194	44	35	0,4	○ ○ ● (grün)
Meerrettich	10	6	1	0	0,0	○ ● (gelb) ○
Meerrettich, gegart	10	5	1	0	0,0	○ ● (gelb) ○
Meerrettich-Sahne-Soße	60	83	4	0	0,1	● (rot) ○ ○
Meerrettichbutter	20	103	1	0	0,2	● (rot) ○ ○
Meerrettichsoße	60	62	1	0	0,1	○ ● (gelb) ○
Meersalz	0,5	0	0	0	0,0	○ ● (gelb) ○
Mehlkloß mit Backobst	250	410	20	38	0,3	● (rot) ○ ○
Mehlklöße	200	280	14	6	0,1	● (rot) ○ ○
Mehrfruchtnektar mit Süßstoff	200	62	6	0	0,0	○ ● (gelb) ○
Mehrkornbrot	45	99	7	0	0,0	○ ● (gelb) ○
Mehrkornbrot, Vollkorn	50	101	11	1	0,0	○ ● (gelb) ○
Mehrkornflocken	40	123	11	1	0,0	○ ● (gelb) ○
Mehrkornflocken, geröstet, gesüßt	40	126	11	1	0,0	○ ● (gelb) ○
Mehrkornschrot	40	124	12	1	0,0	○ ● (gelb) ○
Melassesirup, dunkel	25	70	0	0	0,0	● (rot) ○ ○

Produktbezeichnung	Portion in g	kcal pro Portion	Purin in mg	Arachidons. in mg	Omega-3-FS in g	Anti-Entz.-Faktor
Melde	150	38	30	0	0,2	grün
Melde, gegart	150	39	38	0	0,2	grün
Melisse	1	3	3	0	0,0	gelb
Mettwurst, gekocht	30	101	8	3	0,1	rot
Mettwurst, grob	30	93	12	5	0,1	rot
Mettwurst, luftgetrocknet	30	101	14	27	0,1	rot
Mettwurst, schnittfest	30	110	8	32	0,1	rot
Mettwurst, streichfähig	30	109	17	30	0,1	rot
Miesmuschel, gegart	100	69	38	44	0,2	grün
Miesmuschel, Konserve, netto	65	43	24	27	0,1	grün
Miesmuschel, Konserve in Öl, netto	60	79	20	9	0,1	grün
Milch 0,3 % Fett	200	72	0	0	0,0	gelb
Milch 1,5 % Fett	200	96	0	0	0,0	gelb
Milch 3,5 % Fett	200	128	0	0	0,1	rot
Milchpulver, teilentrahmt	10	43	0	0	0,0	gelb
Milchreis mit Früchten	250	338	13	0	0,1	rot
Milchreis mit Zucker und Zimt	250	325	15	0	0,1	rot
Milchreis mit Beeren	250	240	15	0	0,2	rot
Milchspeiseeis	75	64	0	0	0,0	rot
Milchsuppe	320	291	0	16	0,2	rot
Milchsuppe mit Mehl	350	417	4	0	0,2	rot
Milchzucker	5	20	0	0	0,0	rot
Mineralwasser mit Kohlensäure	200	0	0	0	0,0	grün
Mineralwasser, still	200	0	0	0	0,0	grün
Minestrone	400	304	44	60	0,2	grün
Mirabelle	125	80	9	0	0,0	gelb
Mirabelle, gegart	125	84	9	0	0,0	gelb
Mirabelle, Konserve, netto	125	114	8	0	0,0	rot
Mirabellekonfitüre	25	70	1	0	0,0	rot
Mirabellenkompott	250	155	10	0	0,1	rot
Mirabellennektar	200	120	4	0	0,0	rot
Mirabellensaft	200	128	14	0	0,1	gelb

Produktbezeichnung	Portion in g	kcal pro Portion	Purin in mg	Arachidons. in mg	Omega-3-FS in g	Anti-Entz.-Faktor
Mischgemüse, gedünstet	250	133	38	0	0,1	○ ○ ●
Mischgemüse in Rahmsoße	250	168	30	0	0,2	○ ● ○
Miso	20	23	4	0	0,1	○ ● ○
Mispel	25	12	1	0	0,0	○ ● ○
Mohn	10	47	6	0	0,0	○ ○ ●
Mohn-Apfel-Torte, Mürbeteig	120	344	12	6	0,2	○ ● ○
Mohn, geschrotet	10	48	6	0	0,0	○ ● ○
Mohngittertorte, Quarkölteig	80	278	15	3	0,2	○ ● ○
Mohnhörnchen	50	166	10	1	0,1	○ ● ○
Mohnrolle	100	374	14	10	0,3	○ ● ○
Mohnstollen	100	321	18	8	0,2	○ ● ○
Möhre	150	32	6	0	0,0	○ ○ ●
Möhre, gegart	150	32	8	0	0,0	○ ○ ●
Möhre, gesäuert	50	7	1	0	0,0	○ ○ ●
Möhre, Konserve, netto	150	32	8	0	0,0	○ ○ ●
Möhren, in Butter geschwenkt	250	160	10	0	0,2	○ ○ ●
Möhrengemüse, gedünstet	250	103	10	0	0,2	○ ○ ●
Möhrengemüse in heller Soße	250	128	10	0	0,2	○ ○ ●
Möhrennusstorte, Biskuit	100	317	6	22	0,1	○ ● ○
Möhrenrohkost mit Öl	130	69	7	0	0,0	○ ○ ●
Möhrensaft	200	44	10	0	0,0	○ ○ ●
Möhrensalat, gegart, mit Öl	150	117	8	0	0,1	○ ○ ●
Möhrensuppe, unpassiert	350	238	7	0	0,3	○ ○ ●
Mohrrübensuppe, passiert	350	109	7	0	0,1	○ ● ○
Mokkacreme	200	380	0	22	0,4	● ○ ○
Mokkacremetorte	100	347	3	9	0,2	● ○ ○
Mokkasahnetorte	100	306	1	9	0,3	● ○ ○
Mokkaspeise	250	335	0	8	0,1	● ○ ○

Produktbezeichnung	Portion in g	kcal pro Portion	Purin in mg	Arachidons. in mg	Omega-3-FS in g	Anti-Entz.-Faktor
Molke	200	50	0	0	0,0	gelb
Molke mit Früchten	200	130	0	0	0,0	rot
Molkenpulver	10	35	0	0	0,0	gelb
Moosbeere	125	45	6	0	0,2	grün
Morchel	100	11	10	0	0,1	grün
Morchel, getrocknet	25	25	22	0	0,3	grün
Morchel, Konserve, netto	100	11	10	0	0,1	grün
Mortadella, fettarm	30	52	14	38	0,0	gelb
Mortadella, i. D.	30	92	12	18	0,1	rot
Most, Apfelwein	130	56	0	0	0,0	gelb
Mousse au Chocolat	200	414	2	0	0,3	rot
Mozzarella	125	319	4	0	0,3	rot
Muffins	60	130	6	0	0,0	rot
Muffins mit Heidelbeeren	60	169	4	5	0,2	rot
Muffins mit Schokolade	60	172	4	5	0,1	rot
Multivitaminnektar mit Süßstoff	200	64	6	0	0,0	gelb
Mungobohne, frisch	150	410	111	0	0,8	grün
Mungobohnensprossen	100	24	4	0	0,0	gelb
Münster 30 % F. i. Tr.	30	72	1	0	0,1	gelb
Münster 45 % F. i. Tr.	30	88	1	0	0,1	gelb
Münster 50 % F. i. Tr.	30	94	1	0	0,1	gelb
Mürbeteig	100	479	7	0	0,4	rot
Musaka	300	417	12	15	0,4	rot
Muscheln im Weißweinsud	200	118	64	72	0,3	grün
Muscheln in Tomatensoße	200	234	38	42	0,4	grün
Muskatnuss	1	5	0	0	0,0	gelb
Müsli	40	140	14	1	0,0	gelb
Müsli mit Milch, Zucker und Obst	150	189	14	2	0,1	gelb
Müslikeks, Vollkorn	20	88	4	0	0,0	gelb
Müsliriegel	25	94	4	0	0,0	gelb
Mutzen, rheinisch	50	147	4	14	0,1	rot

N

Produktbezeichnung	Portion in g	kcal pro Portion	Purin in mg	Arachidons. in mg	Omega-3-FS in g	Anti-Entz.-Faktor
Nährhefe	5	4	11	0	0,0	○●○
Napfkuchen, Hefeteig	100	349	13	10	0,4	○●○
Napfkuchen mit Rosinen	70	253	7	10	0,2	●○○
Nasi Goreng	550	803	88	121	0,1	●○○
Natrium-Glutamat	0,5	2	0	0	0,0	●○○
Natto	20	35	7	0	0,2	●○○
Natursauer, getrocknet	1	3	0	0	0,0	○●○
Nektarine	115	66	7	0	0,0	○●○
Nektarine, gegart	115	68	8	0	0,0	○●○
Nektarine, Konserve, netto	125	108	6	0	0,0	○●○
Nektarinenkonfitüre	25	69	1	0	0,0	●○○
Nektarinennektar	200	134	6	0	0,0	●○○
Nizzaer Salat mit Thunfisch	200	180	22	58	0,8	○○●
Nougat	25	119	2	0	0,0	○●○
Nougat, Rohmasse	25	128	2	0	0,0	○●○
Nougatcreme	25	104	2	0	0,0	○●○
Nudelauflauf mit Käse	350	665	11	70	0,6	○●○
Nudelauflauf mit Schinken, überbacken	350	536	35	21	0,3	●○○
Nudeleintopf mit Huhn und Gemüse	400	384	68	76	0,4	●○○
Nudeln, gegart, eifrei	125	188	11	1	0,0	●○○
Nudeln, gegart, mit Ei	125	158	9	1	0,0	●○○
Nudeln, grün, mit Gorgonzolasoße	250	350	13	15	0,3	●○○
Nudeln, selbst gemacht, mit Ei	200	308	10	52	0,2	○●○
Nudeln, selbst gemacht, eifrei	200	276	8	0	0,1	○●○
Nudelsalat mit Mayonnaise	350	553	18	25	0,4	○●○
Nudelsuppe	330	145	3	43	0,1	○●○
Nudelsuppe mit Huhn	350	294	46	98	0,4	○●○
Nürnberger Lebkuchen	40	160	4	2	0,0	○●○
Nuss-Nougat-Creme	25	130	1	0	0,0	●○○

Produktbezeichnung	Portion in g	kcal pro Portion	Purin in mg	Arachidons. in mg	Omega-3-FS in g	Anti-Entz.-Faktor
Nuss-Nougat-Törtchen, Fertigmischung	60	175	3	11	0,3	◌ ● ◌
Nüsse	20	112	5	0	0,1	◌ ◌ ●
Nussecken, Mürbeteig	50	270	4	4	0,2	◌ ● ◌
Nusshörnchen	50	195	6	6	0,2	◌ ● ◌
Nusskuchen	50	228	3	9	0,2	◌ ● ◌
Nusskuchen, Fertigmischung	60	311	6	28	0,6	● ◌ ◌
Nusskuchen, Rührteig	70	319	4	13	0,3	◌ ● ◌
Nussmus	20	130	3	0	0,0	◌ ● ◌
Nussmus, gesalzen	20	127	3	0	0,0	◌ ● ◌
Nussplätzchen	50	233	4	0	0,1	◌ ● ◌
Nussprinten	20	93	2	0	0,0	◌ ● ◌
Nusspudding	250	895	15	88	0,5	◌ ● ◌
Nuss-Sahne-Torte	120	415	4	12	0,3	◌ ● ◌
Nussstangen	50	262	4	9	0,3	◌ ● ◌
Nusstaler	50	258	4	5	0,1	◌ ● ◌
Obstessig	15	3	0	0	0,0	◌ ● ◌
Obstkuchen aus Rührmasse	150	321	8	20	0,3	● ◌ ◌
Obstkuchen, Fertigmischg. Trockenprodukt	60	311	6	28	0,6	● ◌ ◌
Obstkuchen, Hefeteig	150	216	14	5	0,1	● ◌ ◌
Obstkuchen mit Kernobst, Mürbeteig	150	321	8	20	0,3	● ◌ ◌
Obstkuchen mit Steinobst, Mürbeteig	150	419	8	6	0,5	◌ ● ◌
Obstmichel mit gemischtem Obst	250	435	13	25	0,2	● ◌ ◌
Obstmischung, getrocknet	25	72	5	0	0,0	● ◌ ◌
Obstmischung, Konserve, netto	125	134	4	0	0,0	● ◌ ◌
Obstmischung, Konfitüre	25	69	1	0	0,0	● ◌ ◌
Obstmischung, TK	125	111	8	0	0,0	● ◌ ◌
Obstnektar	200	144	6	0	0,0	● ◌ ◌
Obstpie, Mürbeteig	150	636	15	0	0,5	● ◌ ◌

Produktbezeichnung	Portion in g	kcal pro Portion	Purin in mg	Arachidons. in mg	Omega-3-FS in g	Anti-Entz.-Faktor
Obstsalat	150	131	9	0	0,0	● ○ ○
Obsttörtchen, Mürbeteig	100	198	6	0	0,2	● ○ ○
Obsttorte, Biskuit	100	157	6	14	0,1	● ○ ○
Obsttorte, Mürbeteig	120	238	7	0	0,2	● ○ ○
Obsttorte, Rührteig	120	251	6	16	0,3	● ○ ○
Obstwein	130	86	0	0	0,0	○ ● ○
Ochsenschwanz, gegart	150	332	87	174	0,2	○ ● ○
Ochsenschwanzsuppe, gebunden	350	133	11	67	0,1	○ ● ○
Ochsenschwanzsuppe, klar	350	126	21	60	0,1	○ ● ○
Ochsenschwanzsuppe, klar, Trockenprodukt	50	63	16	6	0,0	○ ● ○
Okra	150	30	5	0	0,0	○ ○ ●
Okra, gegart	150	30	5	0	0,0	○ ○ ●
Okra, Konserve, netto	150	26	5	0	0,0	○ ○ ●
Olive, grün	20	26	2	0	0,0	● ○ ○
Olive, grün, gesäuert	20	29	2	0	0,0	○ ● ○
Olive, schwarz	20	69	2	0	0,1	● ○ ○
Olive, schwarz, gesäuert	20	71	2	0	0,1	● ○ ○
Olivenöl	12	106	0	0	0,1	○ ● ○
Olivenpastete	30	83	11	14	0,1	○ ● ○
Omelett	140	273	3	130	0,6	○ ● ○
Omelett mit Champignons	200	322	14	130	0,7	○ ● ○
Omelett mit Kartoffeln und Schinken	150	195	12	27	0,2	● ○ ○
Omelett mit Pilzen und Kräutern	300	414	15	189	1,2	○ ● ○
Orange	150	71	11	0	0,0	● ○ ○
Orangeat	5	15	0	0	0,0	● ○ ○
Orangencreme	150	155	2	23	0,1	● ○ ○
Orangenessenz	1	0	0	0	0,0	● ○ ○
Orangenflammeri	250	348	3	20	0,2	● ○ ○
Orangenkonfitüre	25	68	1	0	0,0	● ○ ○
Orangenlimonade	200	58	0	0	0,0	● ○ ○
Orangennektar	200	126	8	0	0,0	● ○ ○

Produktbezeichnung	Portion in g	kcal pro Portion	Purin in mg	Arachidons. in mg	Omega-3-FS in g	Anti-Entz.-Faktor
Orangennektar mit Süßstoff	200	44	6	0	0,0	🟡
Orangenplätzchen	50	189	2	12	0,1	🔴
Orangensaft	200	90	14	0	0,0	🟡
Orangenschale	5	6	1	0	0,0	🔴
Orangensorbet	75	104	1	0	0,0	🔴
Oregano	5	3	0	0	0,0	🟢
Oregano, getrocknet	1	3	1	0	0,0	🟡
Ovomaltine	4	15	0	0	0,0	🔴
Paella	550	946	143	314	0,6	🟡
Pakchoy	150	21	12	0	0,1	🟢
Palatschinken	150	347	5	24	0,2	🔴
Palmenherz	150	54	15	0	0,0	🟡
Palmenherz, gegart	150	47	17	0	0,0	🟡
Palmenherz, Konserve, netto	150	45	15	0	0,0	🟡
Palmfett, Palmöl	20	174	0	0	0,1	🔴
Pampelmuse	125	58	6	0	0,0	🟡
Pampelmusennektar	200	124	6	0	0,0	🔴
Pampelmusensaft	200	86	10	0	0,0	🟡
Paniermehl	8	29	2	0	0,0	🔴
Papaya	80	10	4	0	0,0	🟢
Papaya, gegart	125	18	8	0	0,0	🟢
Papaya, getrocknet	25	47	18	0	0,1	🟢
Papaya, Konserve ,netto	125	75	5	0	0,0	🟡
Papayanektar	200	90	2	0	0,0	🔴
Paprika, edelsüß	1	3	1	0	0,0	🟡
Paprikabutter	20	145	0	0	0,2	🔴
Paprikahuhn mit Soße	250	413	78	428	0,4	🔴
Paprikaschote, gegart	150	30	6	0	0,0	🟢
Paprikaschote, gefüllt mit Hack	300	231	39	42	0,1	🟢
Paprikaschote, gesäuert	50	6	1	0	0,0	🟢
Paprikaschote, Konserve, netto	150	26	6	0	0,0	🟢

Produktbezeichnung	Portion in g	kcal pro Portion	Purin in mg	Arachidons. in mg	Omega-3-FS in g	Anti-Entz.-Faktor
Paprikaschote	150	30	5	0	0,0	grün
Paranuss	20	132	1	0	0,0	grün
Parmesan 30 % F. i. Tr.	30	107	1	0	0,1	gelb
Parmesan 40 % F. i. Tr.	30	122	1	0	0,1	gelb
Parmesan 45 % F. i. Tr.	30	132	1	0	0,1	gelb
Passionsfrucht, Konserve, netto	125	133	5	0	0,0	rot
Passionsfrucht	125	100	6	0	0,0	rot
Passionsfruchtnektar	200	120	2	0	0,0	rot
Pastinake	150	33	15	0	0,0	grün
Pastinake, gegart	150	26	15	0	0,0	grün
Pecannuss	20	138	0	0	0,2	gelb
Pecannuss, geröstet	20	143	0	0	0,2	gelb
Perlgraupeneintopf	400	324	56	40	0,1	gelb
Perlhuhn mit Haut	150	219	80	42	0,2	gelb
Perlzwiebel	15	11	1	0	0,0	gelb
Perlzwiebel, gesäuert	50	19	1	0	0,0	gelb
Perlzwiebel, Konserve, netto	50	31	3	0	0,0	gelb
Persipan	15	69	0	0	0,0	rot
Persipan, Rohmasse	15	80	0	0	0,0	gelb
Petersilie	5	3	1	0	0,0	grün
Petersilie, getrocknet	1	3	1	0	0,0	grün
Petersilienkartoffeln	250	170	13	0	0,0	rot
Pfälzer Saumagen	30	47	13	15	0,0	gelb
Pfannkuchen	250	428	10	30	0,4	rot
Pfannkuchen, gefüllt mit Blattspinat	250	360	23	30	0,6	gelb
Pfannkuchen mit Heidelbeeren	250	383	10	23	0,4	rot
Pfannkuchen mit Konfitüre	250	455	8	78	0,5	rot
Pfannkuchen mit Quark	250	543	10	30	0,5	rot
Pfeffer, schwarz	1	3	0	0	0,0	gelb
Pfeffer, weiß	1	3	0	0	0,0	gelb
Pfefferkuchen	50	190	4	5	0,0	gelb
Pfefferminzbonbon	5	20	0	0	0,0	rot

Produktbezeichnung	Portion in g	kcal pro Portion	Purin in mg	Arachidons. in mg	Omega-3-FS in g	Anti-Entz.-Faktor
Pfefferminze	1	0	0	0	0,0	🟢
Pfefferminztee	125	1	0	0	0,0	🟡
Pfeffernüsse	24	95	2	3	0,0	🔴
Pfefferschote	2	1	0	0	0,0	🟢
Pfefferschote, getrocknet	2	5	0	0	0,0	🟢
Pfefferschote, gesäuert	50	10	1	0	0,0	🟢
Pfefferschote, Konserve, netto	50	16	2	0	0,0	🟢
Pfefferschotenpulver	1	3	0	0	0,0	🟢
Pfeffersteak mit Soße	250	373	75	73	0,2	🟡
Pferdefleisch, gegart, i. D.	150	231	140	24	0,1	🟡
Pfifferling	100	11	10	0	0,2	🟢
Pfifferling, gedünstet	200	118	18	12	0,4	🟢
Pfifferling, getrocknet	25	30	26	0	0,6	🟡
Pfifferling, Konserve, netto	100	11	10	0	0,2	🟢
Pfifferlinge in Sahnesoße	200	208	14	0	0,6	🔴
Pfifferlinge mit Speck	200	142	20	28	0,5	🟡
Pfirsich	115	47	7	0	0,0	🟢
Pfirsich, Konserve, netto	125	95	6	0	0,0	🟡
Pfirsichkompott	250	135	10	0	0,0	🟡
Pfirsichkonfitüre	25	68	1	0	0,0	🔴
Pfirsichnektar	200	120	6	0	0,0	🟡
Pfirsichsaft	200	86	12	0	0,0	🟡
Pfitzauf	250	468	10	55	0,5	🟡
Pflaume	125	59	9	0	0,0	🟡
Pflaume, getrocknet	25	65	9	0	0,0	🟡
Pflaume, Konserve, netto	125	101	8	0	0,0	🟡
Pflaumenkompott	250	148	13	0	0,1	🟡
Pflaumenkonfitüre	25	68	1	0	0,0	🔴
Pflaumenmus	25	49	0	0	0,0	🔴
Pflaumensaft	200	98	14	0	0,1	🟡
Pflaumenstreuselkuchen, Fertigmischung	150	318	9	17	0,4	🔴
Pichelsteiner	450	279	45	36	0,1	🟡
Pichelsteiner, Konserve	150	111	29	9	0,1	🟡
Pickles süß-sauer	50	18	3	0	0,0	🟡

Produktbezeichnung	Portion in g	kcal pro Portion	Purin in mg	Arachidons. in mg	Omega-3-FS in g	Anti-Entz.-Faktor
Pilaw-Reis	250	605	43	20	0,3	🟡
Pilgermuschel, gegart	180	63	36	20	0,1	🟢
Pilsbier, hell	330	139	10	0	0,0	🔴
Pilz, chinesisch, getrocknet	25	59	24	0	0,1	🟡
Pilzragout, überbacken	250	403	40	153	0,5	🔴
Pilzsoße, dunkel	60	35	2	5	0,1	🟡
Pilzsoße, hell	60	47	2	4	0,1	🟡
Pilzsuppe	320	118	26	0	0,3	🟢
Piment	1	3	0	0	0,0	🔴
Pimpinelle	5	2	0	0	0,0	🟢
Pinienkerne	20	115	0	0	0,1	🟢
Pistazie	20	115	0	0	0,0	🟡
Pistazie, geröstet	20	125	0	0	0,1	🟡
Pistazie, geröstet und gesalzen	20	123	0	0	0,1	🟡
Pizza al formaggio	250	710	28	33	0,5	🔴
Pizza ai funghi	250	520	45	0	0,3	🟡
Pizza frutti di mare	250	420	63	50	0,3	🟢
Pizza margherita	250	645	40	3	0,2	🔴
Pizza alla napoletana	250	618	43	3	0,4	🔴
Pizza quattro stagioni	250	540	43	10	0,2	🔴
Pizza salami	250	660	35	5	0,3	🔴
Pizza siciliana mit Anchovis und Oliven	250	428	25	8	0,4	🟡
Pizza tonno	250	503	35	160	0,8	🔴
Plätzchen, gefüllt	50	198	3	14	0,2	🔴
Plätzchen, Mürbeteig	50	245	4	5	0,2	🔴
Plätzchen, Rührteig	50	158	2	6	0,1	🔴
Plockwurst	30	130	16	9	0,1	🟡
Plumpudding	250	660	28	78	0,6	🔴
Plunderkranz	100	393	11	4	0,3	🔴
Pökelfleisch	30	41	9	12	0,0	🟡
Polenta	250	348	5	0	0,3	🟡
Pommes frites, frittiert	150	186	9	0	0,1	🟡
Pommes frites mit Mayonnaise	150	278	8	242	0,3	🟡

Produktbezeichnung	Portion in g	kcal pro Portion	Purin in mg	Arachi-cons. in mg	Omega-3-FS in g	Anti-Entz.-Faktor
Pommes frites mit Ketchup	150	159	12	239	0,3	●○○ (rot)
Pommes frites, roh	150	107	8	0	0,0	●○○ (rot)
Porree	150	39	20	0	0,1	○○● (grün)
Porree, gegart	150	35	23	0	0,1	○○● (grün)
Portulak	150	41	15	0	0,1	○○● (grün)
Portulak, gegart	150	35	17	0	0,1	○○● (grün)
Portulak, gesäuert	50	7	3	0	0,0	○○● (grün)
Portulak, Konserve, netto	150	33	15	0	0,1	○○● (grün)
Portwein	50	77	0	0	0,0	●○○ (rot)
Pottasche	1	2	0	0	0,0	○●○ (gelb)
Poularde	150	360	80	105	0,5	○●○ (gelb)
Pralinen, flüssig gefüllt, alkoholfrei	12	49	0	0	0,0	●○○ (rot)
Pralinen, gefüllt mit Alkohol	12	46	0	0	0,0	●○○ (rot)
Pralinen mit Fruchtcreme	12	42	0	0	0,0	●○○ (rot)
Pralinen mit Marzipan	12	60	1	0	0,0	○●○ (gelb)
Pralinen mit Nüssen	12	55	1	0	0,0	●○○ (rot)
Pralinen mit Trüffel	12	62	1	0	0,0	●○○ (rot)
Preiselbeere	125	49	5	0	0,2	○○● (grün)
Preiselbeere, gegart	125	51	6	0	0,2	○○● (grün)
Preiselbeere, Konserve, netto	125	95	5	0	0,2	○●○ (gelb)
Preiselbeerkompott	250	308	8	0	0,3	●○○ (rot)
Preiselbeerkonfitüre	25	68	1	0	0,0	●○○ (rot)
Preiselbeersaft	200	82	10	0	0,3	○○● (grün)
Preiselbeersoße	60	35	0	0	0,0	●○○ (rot)
Presssäckel	30	86	15	23	0,1	●○○ (rot)
Printen	20	93	2	0	0,0	○●○ (gelb)
Prinzregententorte	100	386	3	11	0,3	●○○ (rot)
Provolone 45 % F. i. Tr.	30	102	1	0	0,1	○●○ (gelb)
Puddingpulver	3	11	0	0	0,0	●○○ (rot)
Puffreis	50	195	16	0	0,0	●○○ (rot)
Puffreis mit Zucker und Honig	50	192	15	0	0,0	●○○ (rot)
Pumpernickel	40	75	8	0	0,0	○○● (grün)

Produktbezeichnung	Portion in g	kcal pro Portion	Purin in mg	Arachidons. in mg	Omega-3-FS in g	Anti-Entz.-Faktor
Punschbowle	200	216	4	0	0,0	●○○
Pute, gegart	150	321	84	1050	1,4	○●○
Pute, mit Haut, gegart	150	380	110	1152	1,5	●○○
Putenbrust	150	161	60	71	0,1	○●○
Putenbrust, gebraten, mit Gemüsesoße	250	170	53	48	0,1	○●○
Putenragout	350	483	95	1127	1,5	○●○
Putenschenkel, gegart	150	284	78	689	0,9	○●○

Q

Produktbezeichnung	Portion in g	kcal pro Portion	Purin in mg	Arachidons. in mg	Omega-3-FS in g	Anti-Entz.-Faktor
Quark Magerstufe	30	23	0	0	0,0	○●○
Quark 10 % F. i. Tr.	30	25	0	0	0,0	○●○
Quark 20 % F. i. Tr.	30	30	0	0	0,0	○●○
Quark 30 % F. i. Tr.	30	37	0	0	0,0	●○○
Quark 40 % F. i. Tr.	30	43	0	0	0,0	●○○
Quark-Apfel-Torte	120	204	4	8	0,2	●○○
Quark mit Früchten Magerstufe	100	103	2	0	0,0	●○○
Quark mit Früchten 10 % Fett	100	106	2	0	0,0	●○○
Quark mit Früchten 20 % Fett	100	112	2	0	0,0	●○○
Quark mit Früchten 40 % Fett	100	129	2	0	0,1	●○○
Quarkklöße	150	354	6	27	0,3	●○○
Quarkklöße (Zucker, Zimt, Kirschkompott)	300	222	6	15	0,2	○●○
Quarkknödel	250	468	5	60	0,5	●○○
Quarkkrapfen	250	778	13	28	0,8	●○○
Quarkplinsen	200	436	6	26	0,3	●○○
Quarkpudding	250	543	8	40	0,2	○●○
Quarkspeise mit Erdbeeren	250	250	5	0	0,1	○●○
Quarkstrudel	150	336	8	17	0,3	●○○
Quarktasche, Quarkölteig	80	234	5	11	0,1	○●○
Quarktasche	50	126	4	2	0,1	●○○
Quiche lorraine	250	725	15	83	0,9	●○○
Quitte	125	49	13	0	0,0	○●○

Produktbezeichnung	Portion in g	kcal pro Portion	Purin in mg	Arachi-dons. in mg	Omega-3-FS in g	Anti-Entz.-Faktor
Quitte, gegart	125	51	14	0	0,0	○ ● ○
Quittenkompott	250	95	13	0	0,0	○ ● ○
Quittenkonfitüre	25	68	1	0	0,0	● ○ ○
Radicchio	50	7	2	0	0,0	○ ○ ●
Radieschen	100	15	3	0	0,0	○ ● ○
Ragout fin	180	268	160	207	0,3	○ ● ○
Ragout fin, Konserve	150	200	50	122	0,1	○ ● ○
Rahmeis	75	187	0	0	0,2	● ○ ○
Rahmsoße, Salatsoße	60	76	0	0	0,1	● ○ ○
Rahmspinat	150	119	21	0	0,3	○ ● ○
Rahmwirsingkohl mit Soße	250	180	28	0	0,4	○ ● ○
Rapsöl	12	105	0	0	1,1	○ ● ○
Raquelette 50 % F. i. Tr.	30	103	1	0	0,1	○ ● ○
Ratatouille	350	119	18	0	0,1	○ ○ ●
Rauchfleisch	30	39	10	10	0,0	○ ● ○
Ravioli mit Gemüse	250	343	40	10	0,5	○ ● ○
Ravioli mit Gemüse-Käse-Füllung	200	434	10	20	0,4	● ○ ○
Rebhuhn	150	333	75	26	1,2	● ○ ○
Regenbogenforelle	150	170	149	101	1,1	○ ○ ●
Regenbogenforelle, geräuchert	75	90	79	53	0,6	○ ○ ●
Reh, gegart, i. D.	150	240	77	30	0,1	○ ● ○
Rehkeule mit Preiselbeersoße	350	620	109	77	0,6	○ ● ○
Rehpfeffer	400	788	76	60	4,5	○ ○ ●
Rehrücken	100	427	6	25	0,3	○ ● ○
Rehrücken mit Soße und Birne	300	546	60	27	1,0	○ ● ○
Reibekuchen	200	290	10	20	0,4	● ○ ○
Reineclaude	125	79	9	0	0,0	○ ● ○
Reineclaude, gegart	125	83	9	0	0,0	○ ● ○
Reineclaude, Konserve, netto	125	114	8	0	0,0	○ ● ○
Reineclaudenkonfitüre	25	70	1	0	0,0	● ○ ○

Produktbezeichnung	Portion in g	kcal pro Portion	Purin in mg	Arachidons. in mg	Omega-3-FS in g	Anti-Entz.-Faktor
Reis, geschält	60	209	17	0	0,0	●○○
Reis, geschält, gegart	180	167	18	0	0,0	●○○
Reis, Kaiserin Art	250	323	8	0	0,0	●○○
Reis, parboiled	60	211	17	0	0,0	○●○
Reis, parboiled, gegart	180	194	20	0	0,0	○●○
Reis Trauttmansdorff	150	273	6	0	0,1	●○○
Reis, ungeschält	60	209	27	1	0,0	○●○
Reis, ungeschält, gegart	180	202	32	2	0,0	○●○
Reisauflauf mit Käse und Schinken	350	714	42	60	0,4	●○○
Reisbrei	250	310	10	0	0,1	●○○
Reiscrispies	50	189	13	0	0,0	●○○
Reisfleisch	550	682	99	259	0,4	○●○
Reismehl	10	35	3	0	0,0	●○○
Reispudding	3	12	0	0	0,0	●○○
Reispudding, englisch	350	480	7	25	0,3	●○○
Reissalat mit Äpfeln und Curry	170	163	14	0	0,0	○●○
Reissalat mit Mayonnaise	170	179	29	3	0,1	○●○
Reissalat mit Thunfisch und Tomaten	200	208	34	112	1,7	●○○
Reisstärke	20	70	0	0	0,0	●○○
Reissuppe mit Fleisch und Gemüse	400	172	16	48	0,1	●○○
Reissuppe mit Curry	350	203	11	49	0,1	○●○
Reisvollkornbrot	50	108	10	1	0,0	○●○
Remoulade 65 % Fett	15	96	1	0	0,2	○●○
Remouladensoße	60	383	1	19	0,3	○●○
Rettich, gegart	150	17	6	0	0,1	○●○
Rettich-Trunk	200	10	2	0	0,0	○●○
Rettich, weiß, rot, schwarz	150	21	5	0	0,1	○●○
Rhabarber, gegart	150	21	3	0	0,0	○○●
Rhabarbercreme	150	96	2	11	0,0	●○○
Rhabarbergrütze	250	158	3	0	0,0	●○○
Rhabarberkaltschale	350	273	4	0	0,0	●○○
Rhabarberkompott	250	235	3	0	0,0	●○○

Produktbezeichnung	Portion in g	kcal pro Portion	Purin in mg	Arachidons. in mg	Omega-3-FS in g	Anti-Entz.-Faktor
Rhabarberkuchen mit Baiser	120	217	2	2	0,2	● ○ ○
Rhabarbernektar	200	104	0	0	0,0	● ○ ○
Rhabarbersaft	200	92	4	0	0,0	● ○ ○
Rheinische Bratwurst	150	408	41	51	0,3	● ○ ○
Ricotta 30 % F. i. Tr.	30	36	1	0	0,0	○ ● ○
Ricotta 45 % F. i. Tr.	30	49	1	0	0,1	● ○ ○
Ricotta 60 % F. i. Tr.	30	52	1	0	0,1	● ○ ○
Riesengarnelen, gegrillt	300	426	69	81	1,6	○ ○ ●
Riesenscampi vom Grill	300	444	72	81	1,7	○ ○ ●
Rind, Kochfleisch, ma., gegart	125	284	54	50	0,2	○ ● ○
Rind, Kochfleisch, mf., gegart	125	331	49	46	0,3	○ ● ○
Rinderbierschinken	30	58	14	13	0,0	○ ● ○
Rinderbraten, gegart	125	196	65	55	0,1	○ ● ○
Rinderbraten mit Soße	350	515	67	88	0,4	○ ○ ●
Rinderbrust Spannrippe, fe., gegart	125	343	49	43	0,4	○ ● ○
Rinderfilet, gegart	125	190	64	41	0,0	○ ● ○
Rinderfilet mit Soße	200	196	42	42	0,2	○ ● ○
Rindergulasch, Konserve	150	188	45	26	0,1	○ ● ○
Rindergulasch, mf., gegart	150	270	74	63	0,1	○ ● ○
Rindergulasch mit Soße	400	400	64	80	0,4	○ ● ○
Rindergulasch, ungarisch	400	464	68	76	0,5	○ ● ○
Rinderherz, gegart	125	128	124	9	0,0	○ ● ○
Rinderkeule, ma., gegart	150	227	84	53	0,1	○ ● ○
Rinderkeule, mf., gegart	150	261	80	50	0,1	○ ● ○
Rinderkotelett, ma., gegart	150	242	77	54	0,1	○ ● ○
Rinderkotelett, mf., gegart	150	275	84	99	0,1	○ ● ○
Rinderkutteln, sauer, mit Soße	350	186	74	28	0,1	○ ● ○
Rinderleber, gegart	125	184	121	195	0,1	○ ● ○
Rinderleberragout mit Äpfeln	300	360	99	207	0,2	○ ● ○
Rinderlende, gegart	125	190	64	41	0,0	○ ● ○
Rindermark	125	1046	0	0	1,9	● ○ ○

Produktbezeichnung	Portion in g	kcal pro Portion	Purin in mg	Arachidons. in mg	Omega-3-FS in g	Anti-Entz.-Faktor
Rindernacken, Kamm, mf., gegart	150	275	84	99	0,1	gelb
Rindernacken, Kamm, ma.	150	224	60	111	0,1	gelb
Rinderroulade, Konserve	150	186	44	89	0,1	gelb
Rinderroulade, ma., gegart	150	227	84	53	0,1	gelb
Rinderroulade, mf., gegart	150	261	80	50	0,1	gelb
Rinderroulade mit Soße	400	496	80	84	0,4	grün
Rinderrücken, Roastbeef, gegart	125	201	64	45	0,1	gelb
Rinderrücken, Roastbeef	125	163	46	51	0,1	gelb
Rinderschmorbraten mit Soße	350	378	63	95	0,3	gelb
Rinderschulter, Bug, ma., gegart	125	196	65	55	0,1	gelb
Rinderspieß mit Zwiebeln	350	571	116	95	0,3	gelb
Rindersteak, ma., gegart	150	242	77	54	0,1	gelb
Rindersteak, mf., gegart	150	263	75	54	0,1	gelb
Rindersteak mit Kräuterbutter	250	713	98	83	0,7	gelb
Rindertalg	15	129	0	0	0,2	rot
Rinderzunge, gegart	125	235	75	0	0,3	gelb
Rindfleisch, gegart	150	270	74	63	0,1	gelb
Rindfleisch, Konserve	150	225	56	21	0,2	gelb
Rindfleisch mit Möhren und Schalotten	400	308	56	68	0,2	grün
Rindfleischbrühe mit Ei	330	244	33	122	0,4	grün
Rindfleischsalat mit Öl	100	244	32	26	0,1	grün
Rindfleischsülze	30	42	13	10	0,0	gelb
Rindfleischsuppe, Brühwürfel	5	7	2	0	0,0	rot
Rindfleischsuppe mit Nudeln, Trockenprodukt	50	102	13	19	0,0	gelb
Rippchen, gekocht	250	415	115	148	0,2	rot
Risi Pisi Erbsenreis	250	228	38	0	0,1	rot
Risotto mit Butter und Parmesankäse	250	510	38	25	0,3	gelb
Roastbeef, englisch	250	518	118	103	0,3	gelb

Produktbezeichnung	Portion in g	kcal pro Portion	Purin in mg	Arachidons. in mg	Omega-3-FS in g	Anti-Entz.-Faktor
Roastbeef, gebraten, mit Speck	300	603	123	171	0,4	◌ ● ◌
Rodonkuchen	70	251	3	13	0,2	● ◌ ◌
Roggen, Vollkorn	40	118	9	1	0,0	◌ ◌ ●
Roggen, Vollkorn, gegart	180	169	16	2	0,1	◌ ◌ ●
Roggenbrötchen	60	134	11	1	0,0	◌ ● ◌
Roggenflocken	40	118	9	1	0,0	◌ ◌ ●
Roggenkeime	10	34	41	2	0,1	◌ ◌ ●
Roggenmehl Type 815	10	32	2	0	0,0	◌ ● ◌
Roggenmehl Type 997	10	32	2	0	0,0	◌ ● ◌
Roggenmehl Type 1150	10	32	2	0	0,0	◌ ● ◌
Roggenmischbrot	45	95	6	0	0,0	◌ ● ◌
Roggenmischbrot mit Sonnenblumenkernen	45	102	7	0	0,0	◌ ● ◌
Roggenmischbrot mit Leinsamen	45	98	7	0	0,3	◌ ● ◌
Roggenschrot Type 1800	40	117	11	1	0,0	◌ ● ◌
Roggenvollkornschrotbrot	50	93	8	1	0,0	◌ ● ◌
Roggenvollkornbrot	50	94	10	1	0,0	◌ ● ◌
Rohkost mit Weizenkeimlingen	250	225	118	0	0,3	◌ ◌ ●
Rohkostsalat mit Sahne	150	75	8	0	0,1	◌ ◌ ●
Rohkostsalat mit Dressing	150	35	8	0	0,1	◌ ◌ ●
Rohkostsalat mit Joghurt	150	33	8	0	0,1	◌ ◌ ●
Rohkostsalat mit Öl	150	47	8	0	0,1	◌ ◌ ●
Rohrnudeln	150	699	15	15	0,8	● ◌ ◌
Rollmöpse	80	107	23	26	0,7	◌ ● ◌
Romadur 20 % F. i. Tr.	30	54	1	0	0,0	◌ ● ◌
Romadur 30 % F. i. Tr.	30	67	1	0	0,1	◌ ● ◌
Romadur 40 % F. i. Tr.	30	82	1	0	0,1	◌ ● ◌
Romadur 45 % F. i. Tr.	30	88	1	0	0,1	◌ ● ◌
Romadur 50 % F. i. Tr.	30	94	1	0	0,1	● ◌ ◌
Romadur 60 % F. i. Tr.	30	113	1	0	0,1	● ◌ ◌
Romanosalat	50	8	2	0	0,0	◌ ◌ ●
Roquefort	30	108	0	0	0,2	● ◌ ◌
Roquefortdressing	60	249	1	0	0,3	◌ ● ◌

Produktbezeichnung	Portion in g	kcal pro Portion	Purin in mg	Arachidons. in mg	Omega-3-FS in g	Anti-Entz.-Faktor
Rosenkohl	150	54	30	0	0,2	grün
Rosenkohl, gedünstet	250	163	45	0	0,3	grün
Rosenkohl, gegart	150	42	29	0	0,2	grün
Rosenkohlgemüse mit Käsesoße	250	235	35	0	0,5	gelb
Rosenkuchen, Hefeteig	100	374	16	7	0,3	gelb
Rosenpaprika	1	3	1	0	0,0	gelb
Rosine	25	75	9	0	0,0	rot
Rosinenbrot	30	72	5	7	0,0	rot
Rosinenbrötchen	45	114	7	10	0,0	rot
Rosinenkuchen	70	214	6	8	0,1	rot
Rosmarin	5	3	2	0	0,0	gelb
Rosmarin, getrocknet	1	3	3	0	0,0	gelb
Rostbratwurst	150	494	53	134	0,4	rot
Röstbrotwürfel	20	55	3	0	0,0	rot
Röstgemüse	5	20	0	0	0,4	rot
Rösti	250	313	15	25	0,2	rot
Rotbarsch, gegart	180	101	40	99	0,6	gelb
Rotbarsch, geräuchert	75	86	35	84	0,5	gelb
Rotbarsch in Dillsoße	250	303	85	203	1,4	grün
Rotbarsch, paniert	200	360	76	200	1,4	gelb
Rotbarschfilet	150	161	65	159	1,0	grün
Rotbarschfilet, gegart	150	188	75	189	1,1	gelb
Rotbarschfilet in Soße	250	293	70	168	1,2	gelb
Rote Bete	150	63	11	0	0,0	gelb
Rote Bete, gedünstet	250	148	13	83	0,1	gelb
Rote Bete, gegart	150	48	11	0	0,0	gelb
Rote Bete, Konserve, netto	150	51	11	0	0,0	gelb
Rote-Bete-Salat, gegart, mit Öl	150	72	9	0	0,0	grün
Rote Bete, sauer	50	15	2	0	0,0	gelb
Rote-Bete-Trunk	200	28	6	0	0,0	gelb
Rote Grütze aus Fruchtsaft	250	248	3	0	0,0	rot
Rotkappe	100	14	17	0	0,3	grün
Rotkohl	150	35	20	0	0,1	grün

Produktbezeichnung	Portion in g	kcal pro Portion	Purin in mg	Arachidons. in mg	Omega-3-FS in g	Anti-Entz.-Faktor
Rotkohl, gegart	150	27	21	0	0,1	○ ○ ●
Rotkohl, gesäuert	50	6	4	0	0,0	○ ○ ●
Rotkohl, Konserve, netto	150	29	21	0	0,1	○ ○ ●
Rotkohl mit Äpfeln	200	112	20	74	0,1	○ ○ ●
Rotweinpunsch	200	300	4	0	0,0	● ○ ○
Rotwein Qualitätswein	130	86	0	0	0,0	● ○ ○
Rotwein, schwer	130	101	0	0	0,0	● ○ ○
Rotweinmarinade, Salatsoße	45	182	0	0	0,1	○ ● ○
Rotweinsoße	60	34	1	6	0,0	○ ● ○
Rotweinsoße, süß	60	44	0	0	0,0	● ○ ○
Rotwurst	30	52	17	17	0,0	○ ● ○
Rückenspeck, Schwein	30	209	0	0	0,2	● ○ ○
Rührei	120	197	1	90	0,4	○ ● ○
Rührei mit Käse und Schinken	170	325	10	131	0,6	○ ● ○
Rührei mit Pfifferlingen	120	149	5	65	0,4	○ ● ○
Rührei mit Räucherfisch	250	345	68	135	0,9	○ ● ○
Rührei mit Speck	200	364	12	192	0,7	○ ● ○
Rührei mit Steinpilzen	290	334	49	136	0,8	○ ● ○
Rum	20	46	0	0	0,0	● ○ ○
Rumkugeln	20	81	0	0	0,0	● ○ ○
Rumpsteak mit Zwiebeln	300	429	138	105	0,1	○ ● ○
Rumsoße	60	61	0	8	0,1	● ○ ○
Rumtopf	250	408	8	0	0,1	● ○ ○
Russisch Brot	5	19	0	0	0,0	● ○ ○
Russische Creme mit Schlagsahne	150	323	2	24	0,3	● ○ ○

S

Produktbezeichnung	Portion in g	kcal pro Portion	Purin in mg	Arachidons. in mg	Omega-3-FS in g	Anti-Entz.-Faktor
Saccharin-Cyclamat-Tabletten	0,5	1	0	0	0,0	● ○ ○
Saccharin-Tabletten	0,5	1	0	0	0,0	● ○ ○
Sachertorte	120	404	4	35	0,3	● ○ ○
Saflorsaat	10	54	3	0	0,0	○ ● ○
Safran	1	3	0	0	0,0	○ ● ○
Sago	10	34	0	0	0,0	● ○ ○

Produktbezeichnung	Portion in g	kcal pro Portion	Purin in mg	Arachidons. in mg	Omega-3-FS in g	Anti-Entz.-Faktor
Sahne 30 % Fett	25	72	0	0	0,1	rot
Sahnedressing	60	88	1	0	0,1	rot
Sahnefruchteis	100	186	2	10	0,2	rot
Sahnekaramellen	5	18	0	0	0,0	rot
Sahnemokkaeis	100	222	1	16	0,2	rot
Sahneschokoladeneis	100	258	3	15	0,2	rot
Sahnesoße, hell	60	52	1	4	0,1	gelb
Sahnesoße, süß	60	183	0	0	0,2	rot
Sahnestandmittel	1	4	0	0	0,0	rot
Sahnevanilleeis mit Curaçao	100	225	0	16	0,2	rot
Sahnevanilleeis mit Schokoladensoße	130	346	4	17	0,3	rot
Salami	30	108	13	7	0,1	rot
Salami, italienisch	30	99	14	8	0,1	gelb
Salami, ungarisch	30	110	14	6	0,1	rot
Salanaise Salatcreme 25 % Fett	15	41	1	0	0,1	gelb
Salatmayonnaise	48	189	0	21	0,2	gelb
Salatmayonnaise 50 % Fett	15	72	1	0	0,1	gelb
Salbei	5	3	0	0	0,0	gelb
Salbei, getrocknet	1	3	1	0	0,0	gelb
Salzburger Nockerln	200	422	2	116	0,6	rot
Salzgebäck	25	87	8	0	0,0	rot
Salzkartoffeln	250	170	13	0	0,0	gelb
Salzstangen	30	104	10	0	0,0	rot
Sambal Oelek	20	28	6	0	0,0	grün
Sanddornbeere	125	118	6	0	2,3	gelb
Sanddornbeere, gegart	125	123	6	0	2,4	gelb
Sanddornbeeren-konzentrat	5	20	1	0	0,4	gelb
Sanddornkonfitüre	25	73	1	0	0,2	rot
Sanddornsaft	200	174	10	0	3,0	gelb
Sandkuchen	70	308	3	15	0,3	rot
Sandwich mit Geflügelsalat	50	121	9	48	0,1	gelb

Produktbezeichnung	Portion in g	kcal pro Portion	Purin in mg	Arachidons. in mg	Omega-3-FS in g	Anti-Entz.-Faktor
Sandwich mit Geflügel und Tomate	70	165	13	41	0,2	🔴
Sandwich mit Krabbensalat	50	114	9	41	0,1	🟡
Sandwich mit Thunfisch und Salat	70	186	13	48	0,4	🟡
Sandwich mit Tomate und Mozzarella	70	127	11	30	0,1	🟡
Sardelle, gesalzen	75	71	77	15	0,5	🟢
Sardelle, Konserve, netto	65	66	64	13	0,4	🟡
Sardellenpaste	15	29	11	2	0,1	🟢
Sardine, gegart	180	139	135	38	1,5	🟡
Sardine, geräuchert	75	95	92	26	1;0	🟡
Sardine, Konserve in Öl, netto	60	100	64	7	0,3	🟢
Sardinenfilet, gegart	150	207	198	59	2,2	🟡
Sauce Béarnaise	60	251	1	19	0,4	🔴
Sauerampfer	150	33	27	0	0,2	🟢
Sauerampfer, getrocknet	1	2	2	0	0,0	🟢
Sauerbraten mit Soße und Gemüse	350	399	53	60	0,3	🟡
Sauerbraten, rheinisch, mit Soße	350	326	91	70	0,2	🟡
Sauerkirschkompott	250	203	10	0	0,1	🔴
Sauerkraut	150	26	11	0	0,1	🟢
Sauerkraut, gegart	150	26	11	0	0,1	🟢
Sauerkraut, Konserve, netto	150	24	11	0	0,1	🟢
Sauerkrauteintopf mit Schwein	450	234	45	77	0,2	🟡
Sauerkrautpirogge mit gekochten Eiern	200	340	20	46	0,5	🟡
Sauerkrautsuppe mit Paprikaschoten	350	119	11	0	0,2	🟢
Sauerkrauttrunk	200	12	6	0	0,1	🟢
Sauermilchkäse Magerstufe	30	39	2	0	0,0	🟡
Sauermolke	200	46	0	0	0,0	🟡

Produktbezeichnung	Portion in g	kcal pro Portion	Purin in mg	Arachidons. in mg	Omega-3-FS in g	Anti-Entz.-Faktor
Saure Sahne 10 % Fett	25	29	0	0	0,0	🔴
Savarin	150	380	15	41	0,4	🟡
Scampi in Tomatensoße	200	182	26	26	0,6	🟢
Schalerbse	150	123	75	0	0,0	🟡
Schalotte	30	7	2	0	0,0	🟢
Schaschlik-Grillsoße	20	15	3	0	0,0	🟢
Schaschlik mit Pommes frites und Ketchup	270	362	89	397	0,4	🟡
Schaumdessert-Pulver Vanille	3	11	0	0	0,0	🔴
Schaumdessert-Pulver Schokolade	3	11	0	0	0,0	🔴
Scheiblette	30	81	2	0	0,1	🟡
Schellfisch, gegart	180	88	52	18	0,2	🟡
Schellfisch, gekocht	200	180	108	36	0,4	🟡
Schellfischfilet	150	117	71	23	0,2	🟡
Schellfischfilet, gegart	150	137	81	27	0,3	🟡
Schichtkäse 10 % F. i. Tr.	30	26	0	0	0,0	🟡
Schichtkäse 20 % F. i. Tr.	30	30	0	0	0,0	🔴
Schichtkäse 30 % F. i. Tr.	30	34	0	0	0,0	🔴
Schichtkäse 40 % F. i. Tr.	30	44	0	0	0,0	🔴
Schillerlocke, geräuchert	75	122	35	191	1,9	🔴
Schinken, gekocht	30	34	13	15	0,0	🟡
Schinken, gekocht, geräuchert	30	36	14	16	0,0	🟡
Schinken-Käse-Toast	100	230	26	46	0,2	🟡
Schinken, roh, geräuchert	30	35	13	17	0,0	🟡
Schinkenfleckerln	350	907	49	133	0,9	🔴
Schinkenhörnchen	70	373	11	19	0,4	🔴
Schinkenmettwurst	30	107	12	5	0,1	🔴
Schinkenplockwurst	30	119	19	32	0,1	🟡
Schinkenröllchen in Aspik	30	33	12	14	0,0	🟡
Schinkenspeck	30	46	15	21	0,0	🟡
Schinkenspeck, roh, ungeräuchert	30	46	15	21	0,0	🟡

Produktbezeichnung	Portion in g	kcal pro Portion	Purin in mg	Arachidons. in mg	Omega-3-FS in g	Anti-Entz.-Faktor
Schinkenwurst Krakauer Art, roh	150	456	51	126	0,3	rot
Schinkenwurst	150	440	60	24	0,3	rot
Schlachtplatte mit Sauerkraut	500	615	95	410	0,7	gelb
Schlehe	125	86	6	0	0,3	gelb
Schleie, gegart	180	61	20	20	0,0	gelb
Schleie, gekocht	200	162	56	38	0,1	gelb
Schleie, paniert	200	332	46	52	0,3	gelb
Schleienfilet, gebraten	150	134	47	33	0,1	gelb
Schlesisches Himmelreich	400	504	64	184	0,3	gelb
Schlüterbrot	45	85	9	0	0,0	grün
Schmand 20 % Fett	25	51	0	0	0,1	rot
Schmelzkäse 10 % F. i. Tr.	30	38	3	0	0,0	gelb
Schmelzkäse 20 % F. i. Tr.	30	57	3	0	0,0	gelb
Schmelzkäse 30 % F. i. Tr.	30	63	2	0	0,1	gelb
Schmelzkäse 40 % F. i. Tr.	30	75	2	0	0,1	gelb
Schmelzkäse 45 % F. i. Tr.	30	86	2	0	0,1	gelb
Schmelzkäse mit Pilzen 30 % F. i. Tr.	30	56	2	0	0,0	gelb
Schmierwurst, fette Mettwurst	30	115	8	33	0,1	rot
Schmorgurken, gefüllt mit Hack	250	143	18	10	0,2	gelb
Schmorgurkengemüse	250	68	8	3	0,2	grün
Schnecken, Burgunder Art	180	412	20	36	0,6	rot
Schnecken, gegart	50	32	20	24	0,0	gelb
Schnittkäse 30 % F. i. Tr.	30	77	1	0	0,1	gelb
Schnittkäse 40 % F. i. Tr.	30	94	1	0	0,1	gelb
Schnittkäse 45 % F. i. Tr.	30	103	1	0	0,1	gelb
Schnittkäse 50 % F. i. Tr.	30	107	1	0	0,1	gelb
Schnittlauch	5	1	1	0	0,0	grün
Schnittlauch, getrocknet	1	2	1	0	0,0	grün
Schnittlauchquark	90	103	1	0	0,1	rot
Schnittlauchquark, mager	90	61	1	0	0,0	gelb
Schnittsalat	50	10	2	0	0,1	grün

Produktbezeichnung	Portion in g	kcal pro Portion	Purin in mg	Arachidons. in mg	Omega-3-FS in g	Anti-Entz.-Faktor
Schokolade	20	107	4	0	0,0	○●○
Schokolade Blätterkrokant	20	101	2	0	0,0	○●○
Schokolade Crunch	20	104	1	0	0,0	●○○
Schokolade Erdnuss	20	104	1	0	0,0	●○○
Schokolade Fruchtcreme	20	70	1	0	0,0	●○○
Schokolade Joghurt	20	70	0	0	0,0	●○○
Schokolade Kokosnuss	20	82	0	0	0,0	●○○
Schokolade Mandel	20	104	1	0	0,0	●○○
Schokolade Mandel-Nougat	20	104	1	0	0,0	●○○
Schokolade Marzipan	20	100	2	0	0,0	○●○
Schokolade mit Alkohol	20	69	0	0	0,0	●○○
Schokolade Mokka-Sahne	20	109	1	0	0,0	●○○
Schokolade Mokka	20	104	1	0	0,0	●○○
Schokolade Noisette	20	109	0	0	0,0	●○○
Schokolade Nougat	20	103	1	0	0,0	●○○
Schokolade Nuss	20	87	1	0	0,0	○●○
Schokolade Sahne	20	98	1	0	0,0	●○○
Schokolade Traubennuss	20	87	1	0	0,0	○●○
Schokolade Trüffel	20	104	1	0	0,0	●○○
Schokolade Vollmilch-Nuss	20	104	1	0	0,0	●○○
Schokolade weiß	20	108	0	0	0,0	●○○
Schokoladenbutter-cremetorte	100	315	3	28	0,2	●○○
Schokoladencreme	200	352	2	30	0,3	●○○
Schokoladendragees	25	93	1	0	0,0	●○○
Schokoladeneis	100	191	1	22	0,2	●○○
Schokoladenflammeri	250	178	5	3	0,1	○●○
Schokoladenguss	15	68	1	0	0,0	○●○
Schokoladenhonig-kuchen	70	266	5	0	0,0	●○○
Schokoladenkuchen	70	251	4	8	0,3	●○○
Schokoladennusstorte, Rührteig	100	412	6	12	0,3	○●○

Produktbezeichnung	Portion in g	kcal pro Portion	Purin in mg	Arachidons. in mg	Omega-3-FS in g	Anti-Entz.-Faktor
Schokoladenpudding	250	393	5	28	0,3	○●○
Schokoladensahnetorte	100	323	4	8	0,3	●○○
Schokoladensoße, Trockenprodukt	10	16	0	0	0,0	○●○
Schokoladensoße	60	47	1	2	0,0	●○○
Schokoladenstreusel	10	44	1	0	0,0	●○○
Schokoladentorte, französisch	120	512	6	25	0,4	●○○
Schokomüsli	40	156	12	1	0,0	○●○
Schokoquarkspeise	250	300	0	0	0,0	○●○
Scholle, gegart	180	99	49	95	0,3	○●○
Scholle, geräuchert	75	71	35	68	0,2	○●○
Scholle, paniert	200	352	64	164	0,7	○○●
Schollenfilet	150	135	65	129	0,4	○●○
Schollenfilet, gegart	150	158	75	155	0,5	○●○
Schollenfilet, gebraten	200	326	90	182	0,8	○●○
Schorle, Weinschorle	200	74	0	0	0,0	●○○
Schupfnudeln	200	254	12	30	0,2	○●○
Schwartenmagen	30	54	38	22	0,0	○●○
Schwarz-Weiß-Gebäck	50	234	4	5	0,2	●○○
Schwarzbrotpudding	250	580	20	45	0,4	○●○
Schwarzwaldbecher mit Quark	350	462	7	0	0,1	●○○
Schwarzwälder Kirschtorte	120	296	5	13	0,3	●○○
Schwarzwurzel	150	26	35	0	0,1	○○●
Schwarzwurzel, gegart	150	23	38	0	0,1	○○●
Schwarzwurzel, gesäuert	50	5	6	0	0,0	○○●
Schwarzwurzel, Konserve, netto	150	23	36	0	0,1	○○●
Schwarzwurzeln in Sauce Hollandaise	250	123	33	0	0,2	○●○
Schwedenmilch 3,5 % Fett	150	99	0	0	0,1	●○○
Schweinebacke, gegart	150	479	87	128	0,4	●○○
Schweinebauch, fe., gegart	150	608	56	273	0,5	●○○
Schweinebauch, gefüllt	100	317	35	191	0,3	●○○

Produktbezeichnung	Portion in g	kcal pro Portion	Purin in mg	Arachidons. in mg	Omega-3-FS in g	Anti-Entz.-Faktor
Schweinebauch, mf., gegart	150	509	69	335	0,4	● ○ ○
Schweinebraten, gepökelt	125	171	54	114	0,1	○ ● ○
Schweinebraten, gepökelt, geräuchert	125	174	53	119	0,1	○ ● ○
Schweinebraten, Konserve	150	206	56	32	0,1	○ ● ○
Schweinebraten, mf., gegart	125	271	85	148	0,2	○ ● ○
Schweinefilet, gegart	125	183	89	34	0,0	○ ● ○
Schweinefleisch, fe., gegart	150	384	89	90	0,2	● ○ ○
Schweinefleisch im eigenen Saft, Konserve	150	233	72	161	0,1	○ ● ○
Schweinefleisch in Aspik	30	46	10	50	0,0	○ ● ○
Schweinefleisch, ma., gegart	150	263	105	116	0,1	○ ● ○
Schweinefleisch, mf., gegart	150	326	102	177	0,2	○ ● ○
Schweinefleisch, mf., gepökelt	150	225	63	132	0,1	○ ● ○
Schweinefleisch, mf., gep., geräuchert	150	230	62	138	0,1	○ ● ○
Schweineflomen	30	239	0	76	0,3	● ○ ○
Schweinegulasch mit Tomate und Zwiebel	350	364	77	140	0,2	○ ● ○
Schweinegulasch, mf., gegart	150	326	102	177	0,2	○ ● ○
Schweineherz, gegart	125	135	88	263	0,1	○ ● ○
Schweinekeule, gegart, i. D.	125	234	86	95	0,1	○ ● ○
Schweinekeule mit Kruste	250	363	98	213	0,2	○ ● ○
Schweinekopf, gegart	150	479	87	128	0,4	● ○ ○
Schweinekotelett, paniert	200	524	88	92	0,4	● ○ ○
Schweinekotelett, natur	200	434	122	124	0,2	○ ● ○
Schweinekotelett, ma., gegart	150	260	105	108	0,1	○ ● ○

Produktbezeichnung	Portion in g	kcal pro Portion	Purin in mg	Arachidons. in mg	Omega-3-FS in g	Anti-Entz.-Faktor
Schweinekotelett, mf., gegart	150	315	98	101	0,1	🔴
Schweineleber, gegart	125	154	120	391	0,1	🟡
Schweinelende, ma., gegart	150	219	107	41	0,0	🟡
Schweinelende, mf., gegart	150	314	95	36	0,1	🟡
Schweinemagen, gegart	125	190	74	18	0,1	🟡
Schweinenacken, Kamm, mf., gegart	150	360	93	95	0,2	🔴
Schweineniere, gegart	125	144	163	265	0,0	🟡
Schweinenieren, süß-sauer, mit Soße	250	175	130	285	0,1	🟡
Schweineragout mit Kräutern	350	312	49	91	0,3	🟢
Schweineroulade, gegart	150	263	105	116	0,1	🟡
Schweineroulade mit Sauerkrautfüllung	300	381	81	111	0,2	🟡
Schweinerücken, mf., gegart	150	315	98	101	0,1	🔴
Schweineschmalz	15	132	0	215	0,1	🔴
Schweineschnitzel, paniert	180	428	79	110	0,4	🟡
Schweineschnitzel, natur	160	278	112	123	0,1	🟡
Schweineschulter, Bug, fe., gegart	150	342	101	173	0,2	🟡
Schweineschwarte, gekocht	30	49	0	1	0,0	🔴
Schweinespieß mit Zwiebeln	150	222	36	53	0,2	🟡
Schweinesteak	150	218	105	41	0,0	🟡
Schweinesteak, mf., gegart	150	315	98	101	0,1	🔴
Schweinezunge, gegart	125	246	66	171	0,1	🟡
Schweinsohren	70	351	5	24	0,5	🔴
Schwertfisch	150	174	71	177	1,1	🟢
Seehecht, gegart	180	106	47	106	0,9	🟡
Seehechtfilet	150	138	60	140	1,2	🟡
Seehechtfilet, gegart	150	162	71	167	1,4	🟡

Produktbezeichnung	Portion in g	kcal pro Portion	Purin in mg	Arachidons. in mg	Omega-3-FS in g	Anti-Entz.-Faktor
Seelachs, gegart	180	108	70	23	0,3	○●○
Seelachs, Konserve in Öl, netto	60	88	29	4	0,1	○●○
Seelachsfilet	150	123	81	29	0,4	○●○
Seelachsfilet, gegart	150	144	95	35	0,4	○●○
Seeteufel	150	111	65	80	0,5	○○●
Seezunge, gebraten	200	294	90	140	0,9	○●○
Seezunge, gegart	180	121	63	97	0,5	○●○
Seezunge, gegrillt	200	224	96	152	0,9	○●○
Seezunge, geräuchert	75	66	35	53	0,3	○●○
Seezunge, paniert	200	316	84	140	0,9	○●○
Seezungenfilet	150	125	66	101	0,5	○●○
Seezungenfilet, gegart	150	146	77	120	0,7	○●○
Seezungenfilet mit Soße	200	226	84	132	0,8	○●○
Sekt	100	79	0	0	0,0	●○○
Sellerie-Apfel-Salat mit Zitronenmarinade	150	113	14	9	0,1	○●○
Sellerieblätter	5	1	0	0	0,0	○○●
Sellerieblätter, getrocknet	1	3	1	0	0,0	○○●
Selleriecremesuppe	350	67	11	0	0,1	○●○
Sellerieknolle	150	29	15	0	0,0	○○●
Sellerieknolle, gegart	150	23	15	0	0,0	○○●
Sellerieknolle, gesäuert	50	6	3	0	0,0	○○●
Sellerieknolle, Konserve, netto	150	24	15	0	0,0	○○●
Sellerieknollensaft	200	32	20	0	0,0	○○●
Selleriesalat, gegart, mit Dressing	150	51	14	0	0,0	○○●
Selleriesalat, sauer	50	8	3	0	0,0	○○●
Selleriesalz	0,5	0	0	0	0,0	○●○
Selleriescheiben, ausgebacken	250	208	23	160	0,2	○●○
Selleriesuppe	350	126	11	0	0,0	○●○
Semmelauflauf	300	726	21	72	0,6	●○○
Semmelbrösel	15	54	3	0	0,0	●○○
Semmelknödel	200	338	12	54	0,3	○●○
Senf, extra scharf	5	4	1	0	0,0	○●○

Produktbezeichnung	Portion in g	kcal pro Portion	Purin in mg	Arachidons. in mg	Omega-3-FS in g	Anti-Entz.-Faktor
Senf, mild	5	4	1	0	0,0	🟡
Senf, mittelscharf	5	4	1	0	0,0	🟡
Senf, scharf	5	4	1	0	0,0	🟡
Senf, süß	5	4	1	0	0,0	🟡
Senfbutter	20	115	0	0	0,2	🔴
Senfgurke, sauer	50	7	1	0	0,0	🟡
Senfkorn, gelb	1	5	0	0	0,0	🟡
Senfpulver	1	3	0	0	0,0	🟡
Senfsoße	60	45	1	6	0,1	🟡
Serbische Bohnensuppe	400	260	40	0	0,5	🟢
Serbische Bohnensuppe, Konserve	250	153	28	0	0,3	🟢
Serbisches Reisfleisch	350	301	46	137	0,1	🟡
Serviettenkloß	200	388	10	72	0,4	🟡
Sesam	10	56	3	0	0,1	🟡
Sesamkrokant	20	87	1	0	0,0	🟡
Sesamöl	12	106	0	0	0,1	🔴
Sheabutter	20	175	0	0	0,1	🔴
Sherry, trocken	50	59	5	0	0,0	🔴
Sherry, sweet/cream	50	70	5	0	0,0	🔴
Shiitakepilz	100	42	17	0	0,1	🟡
Shiitakepilz, getrocknet	25	59	24	0	0,1	🟡
Shiitakepilz, Konserve, netto	100	38	18	0	0,1	🟡
Shrimps	100	91	49	20	0,4	🟢
Shrimps, gegart	100	93	50	21	0,4	🟢
Shrimps, Konserve, netto	65	59	31	13	0,3	🟢
Simonsbrot	45	85	9	0	0,0	🟢
Sirup	25	81	0	0	0,0	🔴
Sirup-Printen	20	78	2	0	0,0	🟡
Softeis	75	97	0	0	0,0	🔴
Soja-Bolognese, Konserve	100	87	27	0	0,0	🟢
Soja-Aufschnitt	30	80	5	0	0,1	🟡
Sojabohne, geröstet	25	90	16	0	0,4	🟡
Sojabohne, getrocknet	50	208	21	0	0,5	🔴

Produktbezeichnung	Portion in g	kcal pro Portion	Purin in mg	Arachidons. in mg	Omega-3-FS in g	Anti-Entz.-Faktor
Sojabohne, Konserve, netto	150	197	23	0	0,5	●○○
Sojabohnen-Pulver	1	4	0	0	0,0	●○○
Sojabrot	45	162	29	0	0,6	○●○
Sojadrink, ungesüßt	150	228	41	0	0,9	○●○
Sojaeiweiß	10	29	12	0	0,0	○●○
Sojafleisch, Trockenprodukt	30	92	23	0	0,0	○●○
Sojafleisch in Soße, Konserve	200	384	18	2	0,3	○●○
Sojagulasch in Soße, Konserve	200	204	16	0	0,3	○○●
Sojaklöße, Konserve	200	580	140	2	0,1	○●○
Sojalecithin	10	88	0	0	0,6	●○○
Sojamehl, entfettet	10	20	12	0	0,0	○●○
Sojamehl, halbfett	10	27	13	0	0,1	○●○
Sojamehl, vollfett	10	34	13	0	0,1	○●○
Sojamilch, flüssig	150	228	41	0	0,9	○●○
Sojamilch, milchsauer	150	228	41	0	0,9	○●○
Sojanudeln, roh	60	195	26	1	0,2	○●○
Sojaöl	12	105	0	0	0,8	○●○
Sojapaste	20	12	7	0	0,0	○●○
Sojaragout mit Soße, Konserve	200	168	46	0	0,1	○○●
Sojaschnitzel, Trockenprodukt	30	92	23	0	0,0	○●○
Sojaschrot	40	98	13	0	0,3	○○●
Sojasoße	20	14	3	0	0,0	●○○
Sojasprossen	100	52	5	0	0,6	○●○
Sojasprossen, gegart	150	69	8	0	0,8	○●○
Sojasprossen, Konserve, netto	150	62	6	0	0,7	○●○
Sojasteak, Trockenprodukt	30	92	23	0	0,0	○●○
Sojawurst, Konserve	100	292	10	1	0,2	○●○
Sonnenblumenkerne, geröstet	20	120	10	0	0,2	○○●

Produktbezeichnung	Portion in g	kcal pro Portion	Purin in mg	Arachidons. in mg	Omega-3-FS in g	Anti-Entz.-Faktor
Sonnenblumenkerne	20	115	11	0	0,0	🟢
Sonnenblumenöl	12	106	0	0	0,1	🟡
Soße, dunkel	60	70	6	9	0,0	🟡
Soße, hell	60	44	1	7	0,1	🟡
Spaghetti alla carbonara	250	515	13	18	0,4	🔴
Spaghetti Bolognese	250	338	33	20	0,2	🟡
Spaghetti mit Auberginen und Ricotta	250	385	13	3	0,2	🟡
Spaghetti mit Ei	120	422	24	5	0,1	🔴
Spaghetti mit Gorgonzola	250	400	15	3	0,3	🔴
Spaghetti mit Tomatensoße aus Tomatenmark	250	300	18	8	0,1	🟡
Spaghetti Napoli	250	310	20	5	0,2	🔴
Spargel	150	27	12	0	0,0	🟢
Spargel, gegart	150	24	14	0	0,0	🟢
Spargel, Konserve, netto	150	23	12	0	0,0	🟢
Spargel mit Sauce Hollandaise	250	343	18	18	0,5	🟡
Spargelcremesuppe	300	252	12	36	0,2	🟡
Spargelsalat mit Essigmarinade	150	93	12	0	0,0	🟢
Spätzle	50	176	10	2	0,0	🟡
Speck, durchwachsen, roh, geräuchert	30	96	10	69	0,1	🔴
Speck, Schinkenspeck	30	44	12	15	0,0	🟡
Speck, fett	30	96	10	69	0,1	🟡
Speckkartoffeln	250	218	18	43	0,1	🟡
Speckpfannkuchen	250	563	20	120	0,4	🟡
Speckscholle	250	273	103	185	0,6	🟡
Specksoße	60	43	2	13	0,0	🔴
Speiseeis	75	64	0	0	0,0	🔴
Speisesalz	0,5	0	0	0	0,0	🟡
Spekulatius	50	245	4	5	0,2	🟡
Spiegelei mit Schinkenspeck	160	259	29	144	0,5	🟡
Spinat	150	26	29	0	0,2	🟢
Spinat, gegart	150	29	36	0	0,3	🟢

Produktbezeichnung	Portion in g	kcal pro Portion	Purin in mg	Arachidons. in mg	Omega-3-FS in g	Anti-Entz.-Faktor
Spinat, Konserve, netto	150	24	29	0	0,2	○ ○ ●
Spinat mit Sahne	100	38	17	0	0,2	○ ○ ●
Spinatauflauf mit Schinken	300	315	51	36	0,5	○ ● ○
Spinatauflauf mit Fisch	300	267	105	24	0,6	○ ○ ●
Spinatauflauf mit Käse	300	240	57	15	0,5	○ ○ ●
Spinatnocken	200	256	30	46	0,4	○ ○ ●
Spinatpüree-Suppe	350	182	11	32	0,1	○ ● ○
Spinattrunk	200	12	16	0	0,1	○ ○ ●
Spitzbuben	50	284	4	0	0,1	○ ● ○
Spitzkohl	150	35	11	0	0,1	○ ○ ●
Springerle	50	168	3	9	0,0	● ○ ○
Spritzgebäck	50	266	4	0	0,2	● ○ ○
Sprotte, geräuchert	75	169	116	83	1,9	○ ● ○
Sprotte, Konserve, netto	65	138	94	67	1,6	○ ● ○
Stachelbeere, gegart	125	58	8	0	0,0	○ ● ○
Stachelbeere, Konserve, netto	125	99	5	0	0,0	○ ● ○
Stachelbeere	125	55	6	0	0,0	○ ● ○
Stachelbeergrütze mit Sahne	250	300	5	0	0,1	● ○ ○
Stachelbeerkaltschale	350	228	4	0	0,0	● ○ ○
Stachelbeerkompott	250	238	8	0	0,0	● ○ ○
Stachelbeerkonfitüre	25	68	1	0	0,0	● ○ ○
Stangenbohne, grün	150	38	21	0	0,1	○ ● ○
Starkbier	330	198	13	0	0,0	● ○ ○
Stärke	10	35	0	0	0,0	● ○ ○
Steckrüben in Soße	250	95	13	10	0,1	○ ● ○
Steckrüben mit Speck in Soße	250	103	18	25	0,1	● ○ ○
Steckrübeneintopf mit Schweinebauch	450	261	36	131	0,2	○ ● ○
Steinbutt, gebraten	200	240	86	242	0,9	○ ● ○
Steinbutt, gegart	180	74	36	97	0,3	○ ● ○
Steinbutt, paniert	200	340	68	198	0,8	● ○ ○
Steinbuttfilet, gebraten	150	146	71	197	0,6	○ ● ○
Steinofenbrot	45	95	6	0	0,0	○ ● ○

Produktbezeichnung	Portion in g	kcal pro Portion	Purin in mg	Arachidons. in mg	Omega-3-FS in g	Anti-Entz.-Faktor
Steinpilz	100	20	27	0	0,2	○ ○ ●
Steinpilz, gedünstet	200	142	44	0	0,4	○ ● ○
Steinpilz, getrocknet	25	37	50	0	0,3	○ ○ ●
Steinpilz, Konserve, netto	100	19	28	0	0,2	○ ○ ●
Steinpilze in Sahnesoße	200	218	38	0	0,5	● ○ ○
Steinpilzsuppe, Trockenprodukt	25	94	8	0	2,5	● ○ ○
Steppenkäse 30 % F. i. Tr.	30	76	1	0	0,1	○ ● ○
Steppenkäse 45 % F. i. Tr.	30	98	1	0	0,1	○ ● ○
Stilton 60 % F. i. Tr.	30	138	1	0	0,2	● ○ ○
Stint, gegart	180	83	85	27	0,5	○ ● ○
Stint, geräuchert	75	71	72	23	0,4	○ ● ○
Stockfisch, TK	150	500	239	105	1,5	○ ● ○
Stout extra	330	132	17	0	0,0	● ○ ○
Stout Porter	330	172	17	0	0,0	● ○ ○
Streichmettwurst	30	111	12	5	0,1	● ○ ○
Streichrahm 22 % Fett	20	44	0	0	0,1	● ○ ○
Streuselkuchen, Hefeteig	100	376	8	1	0,2	● ○ ○
Streuselteig, Fertigmischung	60	311	6	28	0,6	● ○ ○
Studentenfutter	25	121	6	0	0,1	○ ○ ●
Stutenmilch	200	96	0	0	0,0	● ○ ○
Sultaninen	25	75	9	0	0,0	● ○ ○
Sülzkotelett	30	36	11	16	0,0	○ ● ○
Suppe, hell, gebunden	350	179	0	53	0,1	○ ● ○
Suppe, klar, mit Ei	350	207	39	84	0,2	○ ● ○
Suppenfond, Konserve	250	60	3	33	0,1	○ ● ○
Suppengrün, getrocknet, gegart	50	33	14	0	0,1	○ ○ ●
Suppengrün, gegart	50	11	5	0	0,0	○ ○ ●
Suppengrün, getrocknet	5	11	4	0	0,0	○ ○ ●
Suppengrün	100	24	8	0	0,0	○ ○ ●
Suppenhuhn, gegart	150	335	69	99	0,5	● ○ ○
Suppenklöße aus Leber	50	98	15	56	0,1	○ ● ○
Suppenklöße aus Mark	50	210	4	17	0,3	● ○ ○
Suppenwürze	1	2	0	0	0,0	● ○ ○

Produktbezeichnung	Portion in g	kcal pro Portion	Purin in mg	Arachidons. in mg	Omega-3-FS in g	Anti-Entz.-Faktor
Süßkirschkompott	250	215	10	0	0,1	●○○
Süßmolke	200	50	0	0	0,0	○●○
Süßwein	50	76	0	0	0,0	●○○
Szegediner Gulasch	350	284	56	193	0,3	○●○

T

Produktbezeichnung	Portion in g	kcal pro Portion	Purin in mg	Arachidons. in mg	Omega-3-FS in g	Anti-Entz.-Faktor
Tabasco	0,1	0	0	0	0,0	○●○
Tafelspitz mit Meerrettichsoße	400	628	72	72	0,6	○●○
Tafelwasser mit Kohlensäure	200	0	0	0	0,0	○●○
Tagliatelle, grün, mit Muscheln	250	283	48	43	0,3	○○●
Tagliatelle mit Schinken	250	443	20	53	0,4	●○○
Tagliatelle mit Pilzsoße	250	340	23	3	0,2	●○○
Tahini aus rohem Sesam	20	117	5	0	0,1	○○●
Tapioka	50	175	5	0	0,0	●○○
Tatar	100	113	43	27	0,0	○●○
Tatar, gegart	100	145	60	24	0,0	○●○
Taube, gegart	150	330	78	438	0,1	○●○
Tee, grün	125	0	0	0	0,0	○●○
Tee, schwarz	125	0	0	0	0,0	○●○
Teegebäck	50	241	4	7	0,3	○●○
Teewurst	30	110	9	32	0,1	●○○
Teewurst Rügenwalder Art	30	89	12	6	0,1	●○○
Teltower Rübchen	150	63	11	0	0,0	○●○
Tempeh	20	30	7	0	0,1	○●○
Teufelssoße	45	69	4	0	0,0	○●○
Thousand-Island-Dressing	25	117	1	0	0,1	○●○
Thunfisch	150	333	75	405	6,2	○●○
Thunfisch, gegart	150	380	84	467	7,2	○●○
Thunfisch, geräuchert	75	175	39	212	3,3	○●○
Thunfisch, Konserve in Öl, netto	60	133	29	64	1,0	○●○
Thunfisch, paniert	150	410	60	332	5,0	●○○
Thunfisch vom Grill	200	522	106	572	8,8	○●○

Produktbezeichnung	Portion in g	kcal pro Portion	Purin in mg	Arachidons. in mg	Omega-3-FS in g	Anti-Entz.-Faktor
Thunfischsalat mit Mayonnaise	100	144	31	131	2,1	🟡
Thunfischsteak, gebraten	140	354	78	435	6,7	🟡
Thüringer Rotwurst, Konserve	30	72	20	23	0,0	🟡
Thüringer Rotwurst, fettarm	30	52	17	17	0,0	🟡
Thymian	5	2	0	0	0,0	🟡
Thymian, getrocknet	1	3	0	0	0,0	🟡
Tilsiter 20 % F. i. Tr	30	63	1	0	0,0	🟡
Tilsiter 30 % F. i. Tr	30	81	1	0	0,1	🟡
Tilsiter 40 % F. i. Tr	30	90	1	0	0,1	🟡
Tilsiter 45 % F. i. Tr	30	106	1	0	0,1	🟡
Tintenfisch, ganz, fritiert	180	130	59	90	0,5	🟢
Tintenfisch, gegart	150	143	65	101	0,5	🟢
Tintenfisch im eigenen Saft	300	387	93	138	0,9	🟢
Tintenfisch, Konserve in Öl, netto	60	88	20	12	0,1	🟢
Tintenfisch, paniert	280	314	90	148	0,8	🟢
Toast Hawaii	110	283	15	19	0,2	🔴
Toast mit Spargel, Schinken und Käse	130	207	17	48	0,2	🟡
Toastbrot ,Vollkorn	30	72	8	34	0,0	🟢
Toastbrot, weiß	30	76	5	33	0,0	🟡
Toastschnitten mit Schinkencreme	90	157	11	50	0,2	🟡
Toffees	5	22	0	0	0,0	🔴
Tofu, fest	100	144	22	0	0,6	🔴
Tofu, Seiden	100	52	12	0	0,2	🟡
Tokayer	50	76	0	0	0,0	🔴
Tomate	60	10	2	0	0,0	🟢
Tomate, gegart	150	30	6	0	0,0	🟢
Tomate, Konserve, netto	150	23	6	0	0,0	🟢
Tomatenchutney	20	21	1	0	0,0	🔴
Tomaten, gefüllt mit Schafskäse und Oliven	250	300	15	0	0,4	🟡

Produktbezeichnung	Portion in g	kcal pro Portion	Purin in mg	Arachidons. in mg	Omega-3-FS in g	Anti-Entz.-Faktor
Tomaten, gefüllt mit Hackfleisch	250	315	53	28	0,2	gelb
Tomaten-Gurken-Salat mit Joghurtsoße	120	44	4	0	0,0	grün
Tomaten-Thunfisch-Salat	100	144	16	73	1,2	gelb
Tomatencremesuppe	300	198	27	36	0,2	gelb
Tomatengemüse mit Kräutern	250	95	10	0	0,1	grün
Tomatenketchup	20	22	5	0	0,0	rot
Tomatenmark	15	11	5	0	0,0	grün
Tomatenpaprika	50	15	2	0	0,0	grün
Tomatenpüree	15	11	5	0	0,0	grün
Tomatenreis	250	308	15	0	0,1	gelb
Tomatensaft	200	30	6	0	0,0	grün
Tomatensalat mit Dressing	130	73	4	0	0,0	gelb
Tomatensoße, italienisch	60	45	5	8	0,0	grün
Tomatensuppe, gebunden	350	196	14	35	0,1	gelb
Tomatensuppe, klar	300	75	0	45	0,1	gelb
Tomatensuppe mit Reis	350	291	14	25	0,2	gelb
Topfenpalatschinken	250	488	5	40	0,4	rot
Topfenstrudel	250	540	15	45	0,3	rot
Topinambur	200	62	10	0	0,1	gelb
Tortenboden, Mürbeteig	120	611	8	26	0,8	rot
Tortencremepulver Schokolade	2	8	0	0	0,0	rot
Tortengusspulver	2	7	0	0	0,0	rot
Trappistenkäse 45 % F. i. Tr.	30	101	1	0	0,1	gelb
Traubenkernöl	12	105	0	0	0,1	gelb
Traubennektar, rot, weiß	200	150	8	0	0,0	rot
Traubensaft	200	140	14	0	0,0	gelb
Traubentorte, Sandteig	120	186	6	14	0,1	rot
Traubenzucker	5	20	0	0	0,0	rot
Trockenhefe	1	3	4	0	0,0	gelb
Trüffel	100	48	17	0	0,3	gelb
Trüffel, getrocknet	5	7	2	0	0,0	gelb

Produktbezeichnung	Portion in g	kcal pro Portion	Purin in mg	Arachidons. in mg	Omega-3-FS in g	Anti-Entz.-Faktor
Trüffel, Konserve, netto	100	46	18	0	0,3	○●○
Trüffelleberwurst	30	96	14	63	0,1	○●○
Trüffeltorte	100	371	5	23	0,2	●○○
Tutti Frutti mit Flammeri	250	270	8	28	0,2	●○○
Tzatziki	150	72	2	0	0,1	○●○
Vanillecreme	200	274	0	6	0,1	●○○
Vanilleeis	100	178	0	23	0,2	●○○
Vanilleeis mit heißen Himbeeren	200	228	2	0	0,2	●○○
Vanilleflammeri	250	310	0	20	0,2	●○○
Vanillekipferl	50	246	3	10	0,2	●○○
Vanillemürbchen	50	265	3	0	0,2	●○○
Vanillepudding	250	315	0	8	0,1	●○○
Vanillequarkspeise	250	310	0	0	0,1	●○○
Vanilleschote	1	3	0	0	0,0	○●○
Vanillesoße	60	58	0	7	0,0	●○○
Vanillesuppe	320	346	0	3	0,1	●○○
Vanillezucker	5	20	0	0	0,0	●○○
Vanillin, natürlich/naturidentisch	1	0	0	0	0,0	●○○
Vanillinzucker	5	20	0	0	0,0	●○○
Vegetarische Bratlinge, Trockenprodukt	30	89	14	1	0,0	○●○
Vegetarische Pastete mit Pilzen	25	48	3	0	0,0	○●○
Vegetarische Pastete	20	42	26	0	0,0	○○●
Vegetarische Ravioli	150	288	42	2	0,2	○●○
Vegetarisches Schmalz	20	146	1	0	0,2	○●○
Vegetarisches Gulasch, Konserve	200	156	36	0	0,1	○○●
Venusmuschel	100	77	110	31	0,2	○○●
Venusmuschel, Konserve, netto	65	49	71	20	0,1	○●○
Vogelbeere	125	124	6	0	0,6	●○○
Vogelbeere, gegart	125	129	6	0	0,7	○●○
Vogelbeerkonfitüre	25	73	1	0	0,0	●○○

Produktbezeichnung	Portion in g	kcal pro Portion	Purin in mg	Arachidons. in mg	Omega-3-FS in g	Anti-Entz.-Faktor
Vollkornbrot	50	94	10	1	0,0	grün
Vollkornbrot mit Leinsamen	50	98	10	1	0,4	grün
Vollkornbrot mit Sesam	50	102	10	1	0,0	grün
Vollkornbrot mit Ölsamen	50	102	10	1	0,0	grün
Vollkornbrötchen mit Rosinen	60	137	13	1	0,0	grün
Vollkornbrötchen	60	133	13	1	0,0	grün
Vollkornbrötchen mit Zwiebeln	60	129	12	1	0,0	grün
Vollkornbrötchen mit Ölsamen	60	142	13	1	0,0	grün
Vollkornkeks	50	236	9	1	0,1	gelb
Vollkornkeks mit Nüssen	50	244	10	1	0,1	grün
Vollkornnudeln mit Ei, gegart	125	174	14	3	0,0	gelb
Vollkornnudeln mit Ei	50	167	14	9	0,1	gelb
Vollkornnudeln, eifrei	60	194	16	2	0,0	gelb
Vollk.-Pizza mit Tomaten, Zwiebeln und Oliven	250	393	20	3	0,2	gelb
Vorzugsmilch	200	134	0	0	0,1	rot
W						
Wacholder	5	2	0	0	0,0	grün
Wacholderschnaps	20	42	0	0	0,0	rot
Wachsbohne, gegart	150	48	24	0	0,1	grün
Wachsbohne, gesäuert	50	8	4	0	0,0	grün
Wachsbohne, Konserve, netto	150	39	23	0	0,1	grün
Wachsbohne	150	48	21	0	0,1	grün
Wachtel	150	263	75	176	1,2	gelb
Waffelkekse	50	277	1	14	0,3	rot
Waffeln, gebacken	150	632	3	33	0,7	rot
Waldorfsalat mit Mayonnaise	100	101	7	0	0,1	gelb
Waldpilz	100	15	17	0	0,3	grün
Wasserkastanie	60	38	0	0	0,0	gelb
Wassermelone	125	48	9	0	0,1	rot

Produktbezeichnung	Portion in g	kcal pro Portion	Purin in mg	Arachidons. in mg	Omega-3-FS in g	Anti-Entz.-Faktor
Weichkaramellen Bonbons	5	22	0	0	0,0	● ○ ○
Weichkäse 30 % F. i. Tr.	30	63	1	0	0,1	○ ● ○
Weichkäse 40 % F. i. Tr.	30	80	1	0	0,1	○ ● ○
Weichkäse 45 % F. i. Tr.	30	83	1	0	0,1	○ ● ○
Weichkäse 50 % F. i. Tr.	30	94	1	0	0,1	○ ● ○
Weichkäse 60 % F. i. Tr.	30	109	1	0	0,1	● ○ ○
Weichkäse 70 % F. i. Tr.	30	122	1	0	0,2	● ○ ○
Weihnachtsgewürzmischung	1	3	0	0	0,0	○ ● ○
Weinbrand	20	47	0	0	0,0	● ○ ○
Weinbrandbohne	12	46	0	0	0,0	● ○ ○
Weinbrandkirsche	12	40	0	0	0,0	● ○ ○
Weincreme	200	292	4	18	0,3	● ○ ○
Weingelee	250	340	0	0	0,0	● ○ ○
Weingelee mit Früchten	250	265	5	0	0,0	● ○ ○
Weingelee mit Ananas	250	273	3	0	0,0	● ○ ○
Weinkäse 45 % F. i. Tr	30	87	1	0	0,1	○ ● ○
Weinkäse 50 % F. i. Tr	30	93	1	0	0,1	● ○ ○
Weinkäse 60 % F. i. Tr	30	113	1	0	0,1	● ○ ○
Weinkraut, geschmort	250	125	15	75	0,2	○ ○ ●
Weinsauerkraut	150	26	11	0	0,1	○ ○ ●
Weinschaumsoße	60	77	0	8	0,1	● ○ ○
Weinsoße	60	113	2	12	0,1	● ○ ○
Weinsoße aus weißer Grundsoße	60	41	1	6	0,1	○ ● ○
Weinsuppe	300	99	3	0	0,0	○ ● ○
Weintraube	125	89	9	0	0,0	● ○ ○
Weißbrot	30	71	4	7	0,0	○ ● ○
Weißbrot mit Ölsamen	30	75	5	7	0,0	○ ● ○
Weißbrotwürfel, geröstet	30	113	3	5	0,2	○ ● ○
Weiße Bohnen in Tomatensoße	250	145	25	0	0,3	○ ○ ●
Weiße Rübe	150	39	11	0	0,2	○ ● ○
Weiße Rübe, gegart	150	32	11	0	0,1	○ ● ○
Weißherbst	130	114	0	0	0,0	● ○ ○

Produktbezeichnung	Portion in g	kcal pro Portion	Purin in mg	Arachidons. in mg	Omega-3-FS in g	Anti-Entz.-Faktor
Weißkohl	150	38	11	0	0,1	○ ○ ●
Weißkohl, gegart	150	30	11	0	0,1	○ ○ ●
Weißkohl-Möhren-Salat mit Dressing	120	54	6	0	0,1	○ ○ ●
Weißkohlgemüse	200	162	12	0	0,4	○ ● ○
Weißkohlsalat mit Joghurtsoße	150	33	11	0	0,1	○ ○ ●
Weißwein, halbtrocken	130	96	0	0	0,0	● ○ ○
Weißwein, lieblich	130	127	0	0	0,0	● ○ ○
Weißwein, trocken	130	94	0	0	0,0	● ○ ○
Weißwurst, Hannoversche Art	150	266	165	68	0,1	○ ● ○
Weißwurst, Münchner Art	125	338	43	64	0,2	● ○ ○
Weizen, Vollkorn	40	125	12	1	0,0	○ ● ○
Weizen, Vollkorn, gegart	180	182	22	2	0,0	○ ● ○
Weizenbier	330	142	17	0	0,0	● ○ ○
Weizenbier, hell	330	125	17	0	0,0	● ○ ○
Weizenflocken	40	125	12	1	0,0	○ ● ○
Weizenflocken, Vollkorn	40	125	12	1	0,0	○ ● ○
Weizengluten, Trockenprodukt	30	118	33	0	0,0	● ○ ○
Weizengrieß	40	130	11	0	0,0	○ ● ○
Weizengrieß, gegart	180	52	5	0	0,0	○ ● ○
Weizengrütze	40	130	11	0	0,0	○ ● ○
Weizenkeim	10	31	28	0	0,0	○ ○ ●
Weizenkeimöl	12	105	0	0	0,9	○ ○ ●
Weizenkleie	5	9	2	0	0,0	○ ○ ●
Weizenmehl Type 405	10	34	1	0	0,0	● ○ ○
Weizenmehl Type 550	10	34	1	0	0,0	○ ● ○
Weizenmehl Type 1050	10	33	2	0	0,0	○ ● ○
Weizenmehl Type 1700	10	32	3	0	0,0	○ ○ ●
Weizenmischbrot	45	99	7	0	0,0	○ ● ○
Weizenstärke	10	35	0	0	0,0	● ○ ○
Weizentoastbrot	30	76	5	33	0,0	○ ● ○
Weizenvollkornbrot	50	106	11	1	0,0	○ ○ ●
Welfencreme	250	400	3	53	0,3	○ ● ○

Produktbezeichnung	Portion in g	kcal pro Portion	Purin in mg	Arachi-dons. in mg	Omega-3-FS in g	Anti-Entz.-Faktor
Wels, gegart	180	193	43	450	1,2	●○○
Welsfilet	150	243	56	564	1,5	●○○
Welsfilet, gegart	150	242	65	497	1,3	●○○
Wermutwein, lieblich	50	78	0	0	0,0	●○○
Wermutwein, trocken	50	63	2	0	0,0	●○○
Whisky	20	50	0	0	0,0	●○○
Wiener Apfelstrudel	150	260	11	0	0,2	●○○
Wiener Hörnchen	50	207	5	8	0,3	●○○
Wiener Sandtorte	70	297	1	17	0,3	●○○
Wiener Schnitzel	150	317	59	98	0,1	○●○
Wiener Würstchen	70	213	22	17	0,2	○●○
Wildente, gegart	150	219	54	15	0,1	○●○
Wildente, mit Haut, gegart	150	338	99	21	0,1	●○○
Wildente, Schenkel, gegart	150	360	99	26	0,2	●○○
Wildgulasch, Hirsch, Konserve	150	144	41	26	0,0	○●○
Wildkaninchen, gegart, i. D.	150	218	120	59	0,3	○●○
Wildpaste, Brotaufstrich	30	97	7	3	0,1	○●○
Wildpilzmischung, Konserve, netto	100	59	17	0	1,4	○●○
Wildragout mit Pfifferlingen	300	273	57	45	0,2	○●○
Wildragout mit Soße	250	233	55	45	0,2	○●○
Wildschwein, gebraten	125	181	88	21	0,0	○●○
Wildschweinkeule	125	136	63	20	0,0	○●○
Wildschwein-Schmorbraten	300	450	162	51	0,1	○●○
Wildsoße	60	44	2	5	0,1	●○○
Wilstermarschkäse 45 % F. i. Tr.	30	96	1	0	0,1	○●○
Windbeutel	100	463	8	88	0,8	○●○
Windbeutel mit Sahne und Kirschen	100	315	5	37	0,4	●○○
Wirsingeintopf mit Räucherspeck	450	275	41	72	0,3	○●○

Produktbezeichnung	Portion in g	kcal pro Portion	Purin in mg	Arachidons. in mg	Omega-3-FS in g	Anti-Entz.-Faktor
Wirsingeintopf mit Rindfleisch	450	225	50	27	0,3	○○●
Wirsingkohl	150	39	20	0	0,2	○○●
Wirsingkohl, gegart	150	33	21	0	0,2	○○●
Wirsingkohlgemüse, gedünstet	250	103	30	0	0,4	○○●
Wirsingkohlgemüse in heller Soße	250	98	23	8	0,3	○○●
Wodka	20	46	0	0	0,0	●○○
Worcestersoße	5	8	1	0	0,0	○●○
Würstchen, fettarm	70	176	25	13	0,1	○●○
Würstchen, Konserve	70	193	23	36	0,1	●○○
Wurstsalat, bayerisch	100	305	25	11	0,2	○●○
Wurstsalat mit Öl	100	281	24	9	0,2	○●○
Wurstsülze	30	68	8	18	0,1	●○○
Wurzelpetersilie	150	56	15	0	0,1	○○●
Wurzelpetersilie, getrocknet	25	57	16	0	0,1	○○●
Wurzelpetersilie, gegart	150	47	17	0	0,0	○○●
Y						
Yamswurzel	200	202	10	0	0,0	●○○
Z						
Zande,r gegart	180	83	36	22	0,1	○○●
Zander Müllerin Art	200	424	66	28	0,4	○○●
Zanderfilet	150	126	56	32	0,2	○○●
Zanderfilet, gegart	150	144	65	27	0,2	○○●
Zanderfilet, paniert	200	340	62	46	0,4	○●○
Zartbitterschokolade	20	99	2	0	0,0	○●○
Zichorienkaffee	125	4	0	0	0,0	○●○
Zichorienkaffee-Pulver	3	10	1	0	0,0	●○○
Ziegenfleisch, gegart, i. D.	150	287	90	65	0,2	○○●
Ziegenmilch	150	104	0	0	0,1	○●○
Zigeunergrillsoße	20	12	3	0	0,0	○○●
Zimt	1	3	0	0	0,0	○●○
Zimtsterne	15	68	1	0	0,0	○●○
Zitronat	5	15	0	0	0,0	●○○

Produktbezeichnung	Portion in g	kcal pro Portion	Purin in mg	Arachidons. in mg	Omega-3-FS in g	Anti-Entz.-Faktor
Zitrone	125	70	9	0	0,1	○●○
Zitrone, kandiert	25	66	1	0	0,0	●○○
Zitronencreme	200	440	2	78	0,4	●○○
Zitroneneis	100	134	1	0	0,0	●○○
Zitronenessenz	1	0	0	0	0,0	●○○
Zitronenkuchen, Fertigmischung	60	311	6	28	0,6	●○○
Zitronenlimonade	200	58	0	0	0,0	●○○
Zitronenmarinade	45	148	1	0	0,1	○●○
Zitronenmelisse, getrocknet	1	3	0	0	0,0	○○●
Zitronenmelisse	5	2	0	0	0,0	○○●
Zitronensaft	200	200	12	0	0,1	●○○
Zitronenschale	5	4	1	0	0,0	●○○
Zitronensorbet	75	106	1	0	0,0	●○○
Zitronenspeise	200	264	0	6	0,1	●○○
Zucchini	150	29	11	0	0,2	○○●
Zucchini, gegart	150	29	11	0	0,2	○○●
Zucker, braun, Rohzucker	5	20	0	0	0,0	●○○
Zucker, weiß	5	20	0	0	0,0	●○○
Zuckererbse	150	89	75	0	0,0	○○●
Zuckererbsen, in Butter geschwenkt	250	245	100	0	0,2	○●○
Zuckerguss	15	51	0	0	0,0	●○○
Zuckerkuchen, Hefeteig	100	360	11	0	0,2	●○○
Zungenwurst, hell	30	80	12	21	0,1	○●○
Zwetschge	35	15	2	0	0,0	○●○
Zwetschge, gegart	125	58	9	0	0,0	○●○
Zwetschge, getrocknet	25	63	10	0	0,0	○●○
Zwetschge, Konserve, netto	125	99	8	0	0,0	○●○
Zwetschgenknödel mit Zucker und Zimt	200	374	10	14	0,2	●○○
Zwetschgenkonfitüre	25	68	1	0	0,0	●○○
Zwetschgenkuchen, Mürbeteig	100	212	7	6	0,2	●○○

Produktbezeichnung	Portion in g	kcal pro Portion	Purin in mg	Arachidons. in mg	Omega-3-FS in g	Anti-Entz.-Faktor
Zwetschgenkuchen, Hefeteig	150	252	15	6	0,1	●○○
Zwetschgensaft	200	92	14	0	0,0	○●○
Zwetschgenwasser	20	48	0	0	0,0	●○○
Zwieback	10	37	2	1	0,0	●○○
Zwiebel	30	8	2	0	0,0	○●○
Zwiebel, gefüllt mit Soße	300	180	33	45	0,1	○●○
Zwiebel, gegart	30	7	2	0	0,0	○●○
Zwiebel, geröstet	50	48	4	0	0,0	○●○
Zwiebel, gesäuert	30	5	1	0	0,0	○●○
Zwiebel, getrocknet	25	73	14	0	0,0	○●○
Zwiebelpulver	1	3	1	0	0,0	○●○
Zwiebelflüssigwürze	20	17	1	0	0,0	●○○
Zwiebelbrot	30	68	4	7	0,0	○●○
Zwiebelbrötchen	45	108	6	11	0,0	○●○
Zwiebelfleisch mit Soße	400	472	88	372	0,3	○●○
Zwiebelgemüse mit Sahne	50	30	2	0	0,0	○●○
Zwiebelgemüse mit Speck	50	17	3	1	0,0	○●○
Zwiebelkuchen	250	493	18	155	0,5	●○○
Zwiebelleberwurst, einfach	30	99	13	74	0,1	●○○
Zwiebeln, überbacken	100	103	5	9	0,1	●○○
Zwiebelsoße	60	38	1	0	0,0	●○○
Zwiebelsuppe, klar	300	234	27	48	0,2	○●○
Zwiebelwurst	30	80	11	60	0,1	○●○

Hilfreiche Adressen

aid infodienst
Verbraucherschutz, Ernährung, Landwirtschaft e. V.
Friedrich-Ebert-Straße 3
53177 Bonn
Telefon: 0228-8499-0
Telefax: 0228-8499-2163
Internet:
http://www.aid.de/
E-Mail: aid@aid.de

Deutsches Kompetenzzentrum Gesundheitsförderung und Diätetik e. V.
c/o: Dipl.-Theo. Mareike Carlitscheck
Adolphstraße 5
50679 Köln-Deutz
Internet:
http://www.dkgd.de

Zentrum und Praxis für Ernährungskommunikation, Diätberatung und Gesundheitspublizistik (ZEK)
Sven-David Müller, M. Sc.
Wendenschloßstraße 439
12557 Berlin
Internet:
www.svendavidmueller.de
E-Mail:
diaetmueller@web.de

Buchtipps:

Ernährungsratgeber Rheuma, Sven-David Müller und Christiane Weißenberger, Schlütersche Verlagsanstalt

Genussvoll essen bei Rheuma, Sven-David Müller und Christiane Pfeuffer, Midena/Knaur Verlag

Das Kalorien-Nährwert-Lexikon, Sven-David Müller und Katrin Raschke, Schlütersche Verlagsanstalt

Linktipps:

www.dkgd.de
www.slimcoach.de
www.formmed.de
www.svendavidmueller.de

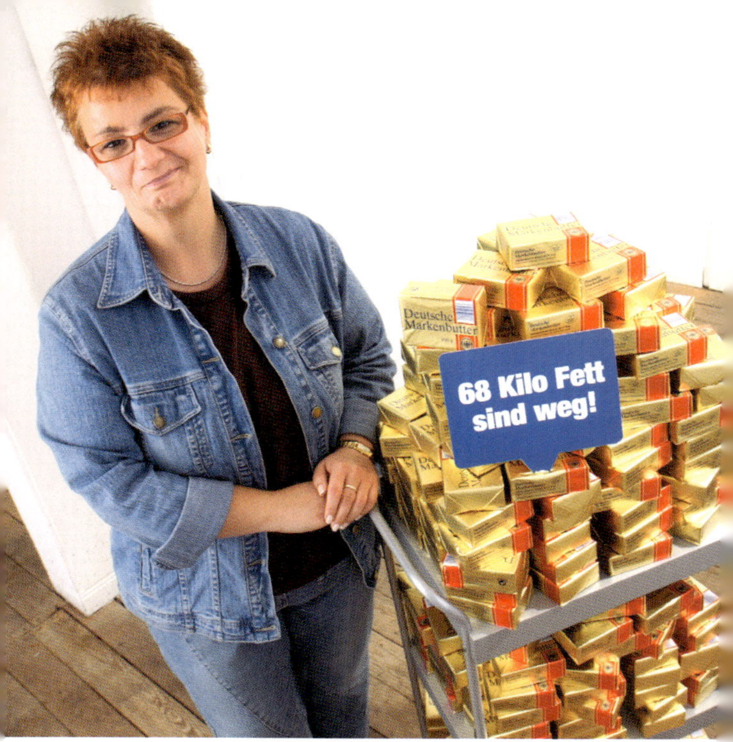

Hallo, wie viele Kilo weniger hat euer Wunschgewicht?
Bei mir waren's eine ganze Menge! 160 Kilo – noch gar nicht lange her, dass die Waage mir diese drei Ziffern zeigte.
Mein Alp-Traumgewicht! Dabei hab ich viel dagegen gemacht, keine Diät war vor mir sicher. Also, von der Theorie her, was Diäten angeht – ohne mich jetzt in den Himmel zu heben – konnte mir keiner was vormachen. Aber nur in der Theorie, in der Praxis eben nicht. Ich hab sogar im Krankenhaus gelegen und Null-Diät gemacht für vier Wochen. Damals hab ich gar nichts gegessen, nur Wasser getrunken. Außerdem durfte ich ab und zu auf den Heimtrainer. Aber wenn's 5 Kilo war'n am Ende, war's viel. Dat wenig oder gar nichts essen, bringt es eigentlich

gar nicht. Irgendwann hab ich wieder aufgehört mit jeder Diät – und war prompt in meinem alten Rhythmus. Ich hab sogar noch zugelegt, 5 oder 10 Kilo mehr nach jeder Diät. Bis zu besagten 160 Kilo. Da hatte ich nur noch Angst. Ich dachte, wenn du jetzt noch mal Diät anfängst und dat funktioniert nicht, dann setzt du noch einen drauf. Wo soll denn dat hingehen?

Aber, was soll ich sagen – 68 Kilo sind weg. Für immer – die kommen garantiert nicht wieder. Mein Begleiter und Helfer: **mealus**, ein kleiner Diätcomputer. Das Schöne am Abnehmen mit **mealus**: Ihr müsst auf nichts verzichten – auch wenn eure Lieblingsgerichte Currywurst, Torte und Co. heißen. Ihr werdet euch satt fühlen – keine Portionen, die diesen Namen nicht verdienen, keine Pulver oder Kräuter, keine hungrigen 1200 Kalorien oder mageren 30 Gramm Fett pro Tag. Stattdessen verändert ihr euren Ernährungsalltag – in ganz kleinen Schritten, damit ihr Lust bekommt und behaltet, um immer weiter zu gehen.

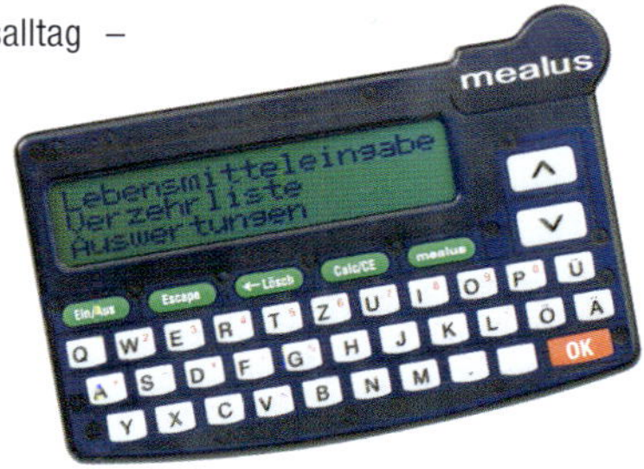

Ich drück die Daumen!
Eure Bärbel Kremer

Bibliografische Information der Deutschen Nationalbibliothek
Die Deutsche Nationalbibliothek verzeichnet diese Publikation in der Deutschen Nationalbibliografie; detaillierte bibliografische Daten sind im Internet über http://dnb.d-nb.de abrufbar.

Programmplanung: Uta Spieldiener

Redaktion und Bildredaktion: Kerstin Mendler

Umschlaggestaltung und Layout: CYCLUS Visuelle Kommunikation, Stuttgart

Bildnachweis:
Umschlagfoto vorn: Stock Food
Fotos im Innenteil: S. 4, 6: Goodshoot;
S. 32: Stock Food
Die Fotos im Buch sind gestellt.

Printed in Germany

Satz: Fotosatz Buck, Kumhausen
gesetzt in: InDesign CS4
Druck: AZ Druck und Datentechnik GmbH, Kempten

Gedruckt auf chlorfrei gebleichtem Papier

ISBN 978-3-8304-3909-7 1 2 3 4 5 6

SERVICE

Liebe Leserin, lieber Leser

hat Ihnen dieses Buch weitergeholfen? Für Anregungen, Kritik, aber auch für Lob sind wir offen. So können wir in Zukunft noch besser auf Ihre Wünsche eingehen. Schreiben Sie uns, denn Ihre Meinung zählt!

Ihr TRIAS Verlag
E-Mail-Leserservice: heike.schmid@medizinverlage.de
Lektorat TRIAS Verlag, Postfach 30 05 04, 70445 Stuttgart, Fax: 0711 89 31-748